ビジュアルサージカル

消化器外科手術
肝臓・脾臓

標準手技を**イラスト**と**動画**で学ぶ

■編集
山本雅一
東京女子医科大学医学部消化器外科学
（消化器・一般外科）教授

■編集委員
上西紀夫
公立昭和病院 院長／東京大学名誉教授

正木忠彦
杏林大学医学部外科（消化器・一般外科）教授

山本雅一
東京女子医科大学医学部消化器外科学（消化器・一般外科）教授

遠藤 格
横浜市立大学医学部消化器・腫瘍外科学 教授

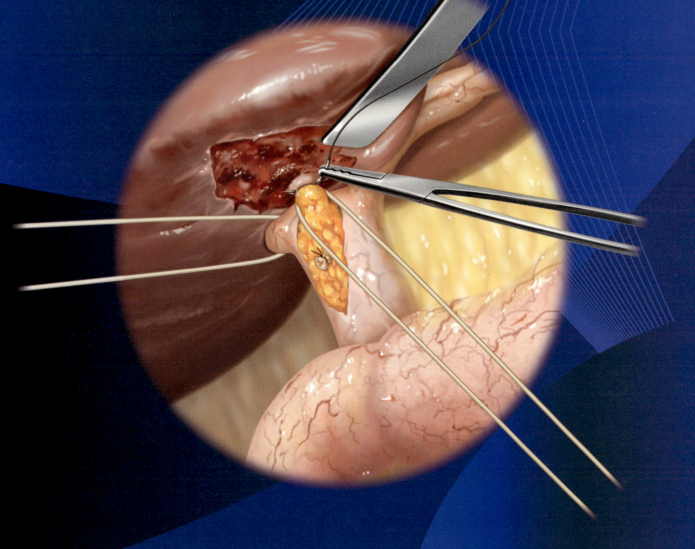

秀潤社

Gakken

本書に記載されている内容は，出版時の最新情報に基づくとともに，臨床例をもとに正確かつ普遍化すべく，執筆者，編集者，監修者，編集委員ならびに出版社それぞれが最善の努力をしております．しかし，本書の記載内容によりトラブルや損害，不測の事故等が生じた場合，執筆者，編集者，監修者，編集委員ならびに出版社は，その責を負いかねます．

また，本書に記載されている医薬品や機器等の使用にあたっては，常に最新の各々の添付文書や取り扱い説明書を参照のうえ，適応や使用方法等をご確認ください．

株式会社 Gakken

刊行にあたって

　外科医にとって，手術手技の向上は誰もが求め，悩む課題である．消化器外科の領域では，19世紀の終わり頃から胃の外科手術が始まり，今年で140年余りが過ぎようとしている．その間，様々な薬剤の登場や手術器具・手術機械が登場し，医療の現場は大きく発展・進歩を続けているが，日進月歩の医学の世界において，外科の基礎は手術であり王道であることは言うまでもない．

　外科医は常に学習・研究に励み，手技の研鑽を積み，目の前の患者の命を救うことが使命である．また，身に付けた知識と技術を後輩たちに伝えることも重要な役目である．外科医は，指導医や先輩医師の手技を見て学び，何度もトレーニングを行うことで技術を身に付けていく．そのような環境の中，経験の浅い若手外科医にとってわかりやすく解説された手術手技の入門書は，時代を問わず臨床の現場で常に必要とされている．

　シリーズ『ビジュアルサージカル　消化器外科手術』では，①上部消化管，②下部消化管，③肝臓・脾臓，④胆嚢・膵臓，⑤基本編の全5部作の構成とした．本シリーズでは，ハイレベルな手技は扱わず，若手外科医がマスターすべき基本の標準手技のみを取り上げ，解説している．本書は，従来の文字中心の教科書的な手術書ではなく，直感的に理解できるよう，精巧で美しいイラストをダイナミックに掲載し，わが国トップクラスの外科医たちが習得した手技のコツやポイントを余すことなく紹介している．さらに，本書内で解説された手技の動画を，スマートフォンやタブレットで確認することができる．まさに，本（イラスト）と動画を効果的に用いた時代に合った新しい手術書と言える．

　キャリアの浅い外科医やこれから消化器外科専門医を目指す若手医師，さらに若手医師を指導する立場の医師も，経験豊富な執筆陣の手術手技とその基礎となる考え方を確認してほしい．必ずや今後の臨床現場で役立つと，編集委員一同確信している．

　最後に，シリーズの企画・編集に尽力いただいた編集委員の先生方と，多忙な診療の中，執筆し磨き上げた技術の伝授に労をお取りいただいた先生方，そして極めて短期間で発行までこぎつけていただいた学研メディカル秀潤社の谷口陽一氏に，厚く御礼を申し上げる．

2018年爽秋

編集委員を代表して

上西 紀夫

序　文

　手術書「ビジュアルサージカル」シリーズの『消化器外科手術　肝臓・脾臓』が完成した．

　肝臓手術は，基本的な肝部分切除から高難度手術とされる解剖学的な区域，領域，半肝切除まで多彩である．しかし，考え方や手術手技には共通した点が多く見られる．今回の手術書は，基本的な部分を特に重要視した内容で，これから消化器外科専門医さらには肝胆膵外科高度技能専門医を目指す人の入門的内容で構成されている．

　内容は項目ごとに分かれているが，肝切除術には共通部分が多く含まれる．一つの術式を理解するために，敢えて重複部分も削除することなく掲載した．各項目は基本的，総合的な内容から専門的分野へ展開しており，大変わかりやすい構成となっている．また，腹腔鏡下脾臓摘出術や，腹腔鏡下肝部分切除術，肝左外側区域切除術も掲載した．腹腔鏡下脾臓摘出術・肝部分切除術は消化器外科医・肝胆膵外科医にとって基本的手術手技と考えられる．専門医を目指す先生方には是非修得していただきたい術式である．

　また，各項目には手術動画を供覧できる工夫がある．手術の要点を短い動画で確認することができる．教科書を読むだけでなく，動画による視覚的要素で理解を深めることができる．内容は簡潔で手術のイラストも多く，重要ポイントを動画により繰り返し参照することで手術の理解を深めることができると確信している．

　現在多くの手術書が出版されているが，今回の企画はこれまでにない「ビジュアルサージカル」シリーズである．肝胆膵外科専門医を目指す医師だけでなく，多くの消化器外科医の手元で本書が供覧され，役に立つことを祈念している．

2019年2月

東京女子医科大学医学部消化器外科学（消化器・一般外科）　教授

山本　雅一

本書の読み方

手術イラストと解説文で手技を学ぶ！

消化器外科医として身につけるべき手術手技を，イラストを中心に解説します．手術の概要から手順，実際の手技，術後のポイント，合併症について，ダイナミックに掲載された美しいイラストから直感的に学ぶことができます．達人が持つ技をマスターしましょう！

Step 1 手技のゴールでマスターすべきことを知る

対応する手術手順の番号を参考に手技のゴールを確認する．

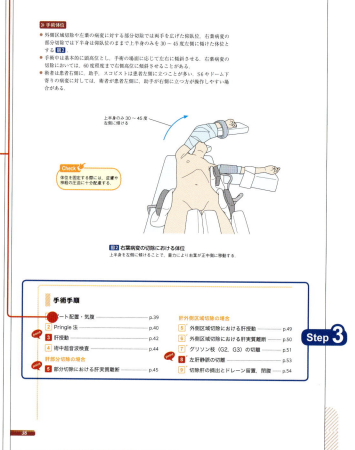

手技のゴールと手術手順の番号が対応

Step 2 手術について知る

手技の適応や目的，注意点，術前準備，手術体位など手術を行う前の流れをおさえる．

Step 3 手術の手順を知る

手術手順の一覧から手術の流れを理解する．

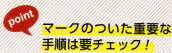

point マークのついた重要な手順は要チェック！

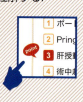

Step 4

手技を知る

ハイクオリティな手術イラストと達人の技を紹介した解説から手技を学ぶ．

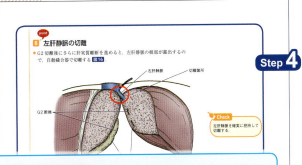

Check ➡ 手技の理解を深める解説．

手技のポイント ➡ 手術中の最も大事なことを確認．

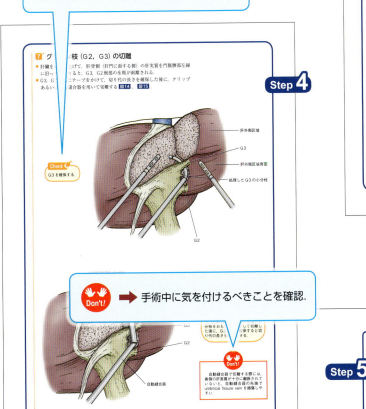

Don't! ➡ 手術中に気を付けるべきことを確認．

動画 ➡ 手技を動画で確認．詳細は p.viii 参照．

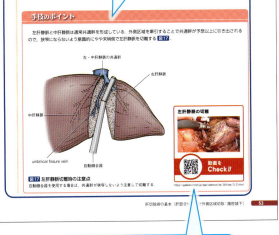

Step 5

手術後すべきことを知る

術後チェックポイントで，手術の成功を確認する．さらに，合併症について理解することで緊急時の対応も身につける．

本書の読み方　vii

動画の見方

実際の手術動画を確認し，理解度アップ！

手術のなかで最も重要となるシーンは，イラストと文章だけでなく，動画でも確認できます．術者・助手の動きやタイミング，手術の流れを学ぶことができます．本書の図解と動画を併せて確認すれば，理解度がさらにアップします！

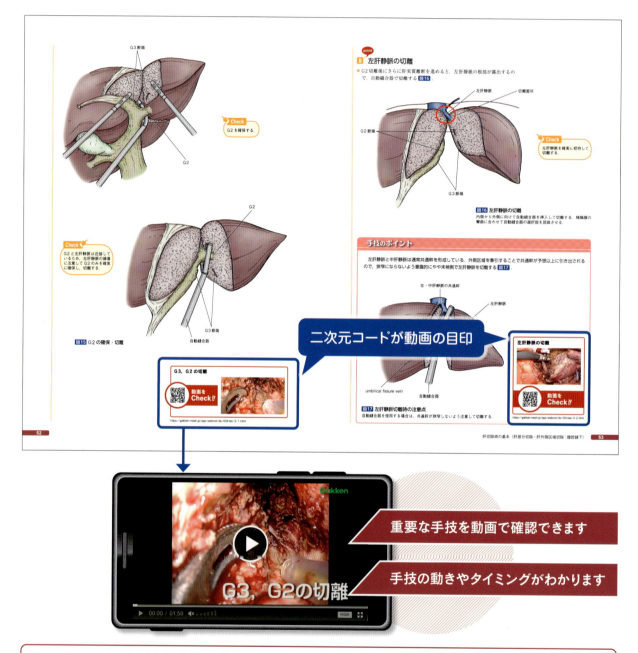

二次元コードが動画の目印

重要な手技を動画で確認できます

手技の動きやタイミングがわかります

※動画に関する著作権は，すべて株式会社Gakkenに帰属します．本動画の内容の一部または全部を許可なく転載，改変，引用することを禁じます．

推奨閲覧環境
- パソコン（Windows または Macintosh のいずれか）　● Android™ OS 搭載のスマートフォン / タブレット端末　● iOS 搭載の iPhone/iPad など
- OS のバージョン，再生環境，通信回線の状況によっては，動画が再生されないことがありますが，ご了承ください．
- 各種のパソコン・端末の OS やアプリの操作に関しては，弊社では一切サポートいたしません．
- 通信費などは，ご自身でご負担ください．
- パソコンや端末の使用に関して何らかの損害が生じたとしても弊社は責任を負わないものとします．各自の自己責任でご対処ください．
- 動画は予告なく削除される可能性があります．
- ＊ Android は Google LLC の商標です．

二次元コードリーダーの設定で，OS の標準ブラウザを選択することをお勧めします．

動画システム環境についてのお問い合わせは，med-hensyu@gakken.co.jp までお願いします．

動画の再生について

動画の再生には，トップメニューから動画を選択する方法と，直接動画を確認する方法の2つがあります．

 Ⓐ トップメニューから順番に動画を確認

 ← トップメニューの二次元コード

[URL] https://gakken-mesh.jp/app/webroot/ds/004las/index.html

※このサイトへのリンクを禁じます

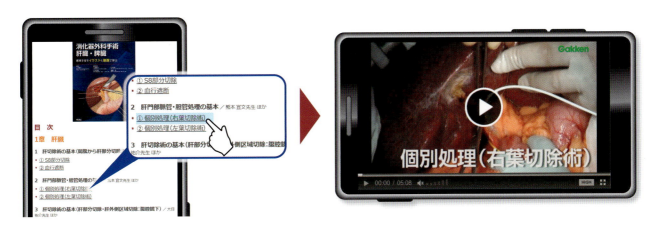

上記の二次元コードをスマートフォンの二次元コードリーダーで読み取るか，ご使用のブラウザに上記の URL を直接入力すると，動画のトップメニュー画面にジャンプします．目次の中から希望の手技を確認できます．

 Ⓑ 二次元コードから直接動画を確認

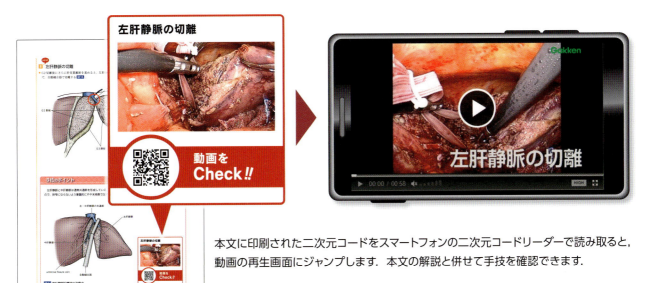

本文に印刷された二次元コードをスマートフォンの二次元コードリーダーで読み取ると，動画の再生画面にジャンプします．本文の解説と併せて手技を確認できます．

目次

ビジュアルサージカル 消化器外科手術　肝臓・脾臓

▶は動画がある項目です

1章　肝臓　……1

1. 肝切除術の基本（開腹から肝部分切除まで）　／大坪毅人，小泉　哲，小林慎二郎 ……2

- 手術手技 …… 3
  - 体位と皮膚切開位置の決定 …… 3
  - 開腹（標準的な逆L字切開） …… 5
  - リトラクターによる牽引と術野の確保 …… 6
  - 肝臓を周囲靭帯などより授動 …… 7
  - 肝臓の切除領域の決定 …… 12
  - CUSAによる肝実質の離断 ▶ …… 15
  - 血行遮断 ▶ …… 16
  - 止血の確認 …… 18
  - 胆汁漏の対応 …… 18
  - ドレーンの挿入 …… 19
  - 閉腹 …… 19
- 起こりやすい合併症 …… 21

2. 肝門部脈管・胆管個別処理の基本　／熊本宜文，松山隆生，遠藤　格 …… 22

- 手術手技 …… 26
  - 開腹 …… 26
  - 胆嚢摘出 …… 27
- **右葉切除の場合**
  - 右肝動脈処理 ▶ …… 28
  - 門脈右枝処理 …… 29
  - 右肝管処理 …… 30
- **左葉切除の場合**
  - 左肝動脈処理 ▶ …… 32
  - 門脈左枝処理 …… 33
  - 左肝管処理 …… 34
- 起こりやすい合併症 …… 35

3. 肝切除術の基本（肝部分切除・肝外側区域切除：腹腔鏡下）　／大目祐介，本田五郎 …… 36

- 手術手技 …… 39
  - ポート配置・気腹 …… 39
  - Pringle法 …… 40
  - 肝授動 …… 42
  - 術中超音波検査 …… 44
- **肝部分切除の場合**
  - 部分切除における肝実質離断 …… 45
- **肝外側区域切除の場合**
  - 外側区域切除における肝授動 …… 49
  - 外側区域切除における肝実質離断 …… 50
  - グリソン枝（G2, G3）の切離 ▶ …… 51
  - 左肝静脈の切離 ▶ …… 53
  - 切除肝の摘出とドレーン留置，閉腹 …… 54
- 起こりやすい合併症 …… 55

4. 解剖学的肝切除術（区域切除）／片桐　聡 ································· 56
手術手技 ································· 59
開腹 ································· 59
肝円索と間膜の切離 ▶ ································· 60
肝下部下大静脈テーピング ································· 61
胆嚢摘出 ································· 61
肝門部領域でのグリソン鞘一括処理 ································· 62
肝離断 ································· 64
肝静脈処理 ································· 67
止血と閉腹 ································· 68
起こりやすい合併症 ································· 69

5. 右肝・左肝切除術／松井康輔，海堀昌樹 ································· 71
右肝切除術 ································· 71
手術手技 ································· 73
開腹 ································· 73
右肝の脱転と短肝静脈の処理 ································· 74
hanging maneuver ································· 77
肝門部の脈管処理 ································· 78
肝実質の離断と中肝静脈の処理 ▶ ································· 81
右肝静脈の切離 ································· 83
胆汁漏試験とドレーン挿入・閉腹 ································· 84
左肝切除術 ································· 86
手術手技 ································· 87
開腹 ································· 87
肝門部の脈管処理 ▶ ································· 88
左肝の授動 ································· 90
肝実質の離断と左肝静脈の切離 ································· 92
胆汁漏試験とドレーン挿入・閉腹 ································· 94
起こりやすい合併症 ································· 95

6. 肝門部グリソン鞘一括アプローチ・前方アプローチ・hanging maneuver
／有泉俊一，山本雅一 ································· 96
手術手技 ································· 99
開腹 ································· 99
肝下部下大静脈クランプ ································· 100
肝門部グリソン鞘一括処理 ▶ ································· 101
前方アプローチによる肝離断と hanging maneuver ▶ ································· 104
前方アプローチによる右肝静脈の確保，縫合閉鎖 ································· 105
右肝を副腎や肝周囲間膜から切離し摘出 ································· 106
閉腹 ································· 106
起こりやすい合併症 ································· 107

7. 肝離断時出血量・胆汁漏軽減の工夫／七島篤志，矢野公一 ································· 108
手術手技 ································· 112
全肝流入血遮断（Pringle 法）▶ ································· 112
肝下部下大静脈確保 ································· 116
肝離断部位の展開 ································· 117
肝実質や脈管処理 ▶ ································· 118
肝離断時の止血 ▶ ································· 120
胆汁漏の確認と修復 ································· 125
ドレーン留置と閉腹 ································· 127
起こりやすい合併症 ································· 127

8. 術中超音波検査の基本 ／工藤宏樹，有田淳一，長谷川　潔 …………… 128
検査手技 …………………………………………………………………………………… 130
- IOUS（Bモード） ……………………………………………………………………… 130
- intraoperative elastography ………………………………………………………… 132
- ドップラーモードによる評価 ………………………………………………………… 133
- 術中造影超音波（CE-IOUS） ▶ ……………………………………………………… 134
- hanging maneuverのガイド ▶ ……………………………………………………… 137
- 解剖学的肝切除の範囲決定 ▶ ………………………………………………………… 138
- 肝離断のガイド ▶ ……………………………………………………………………… 140
起こりやすい合併症 ……………………………………………………………………… 141
症例①：術中に発達したシャントを結紮することにより，
　　　　　門脈血流の増加を確認した症例 ……………………………………………… 141
症例②：術中造影超音波で大腸癌肝転移の新規病変を発見した症例 ……………… 142

9. 肝アブレーション治療（経皮的・内視鏡下・開腹下 RFA）
　　　　　　　　　　　　　　　　　　　　　／別府　透，宮田辰徳 …………… 143
手術手技 …………………………………………………………………………………… 147
- 全身麻酔 ………………………………………………………………………………… 147
- エコー機器・内視鏡モニターの配置 ………………………………………………… 147
- 患者の体位の決定 ……………………………………………………………………… 147
- トロカールの挿入と気腹 ……………………………………………………………… 147
- 内視鏡エコーによる腫瘍の同定 ……………………………………………………… 148
- 腫瘍のマーキング・穿刺・凝固 ▶ …………………………………………………… 149
- 人工腹水の貯留 ………………………………………………………………………… 152
- 経皮的エコー下の腫瘍の穿刺・凝固 ………………………………………………… 152
- 洗浄，ドレーン挿入，閉創 …………………………………………………………… 153
起こりやすい合併症 ……………………………………………………………………… 154

2章　脾臓 …………………………………………………………………………………… 157

1. 脾臓摘出術（腹腔鏡下）／三澤健之 ………………………………………………… 158
手術手技 …………………………………………………………………………………… 160
- トロッカーの留置 ……………………………………………………………………… 160
- 網嚢腔の開放 …………………………………………………………………………… 161
- 脾動脈の先行結紮 ▶ …………………………………………………………………… 162
- 脾下極と脾外側の授動 ………………………………………………………………… 163
- 脾上極の展開と授動 …………………………………………………………………… 163
- 脾門の挙上とトリミング ▶ …………………………………………………………… 164
- 脾門（脾動静脈）の切離 ▶ …………………………………………………………… 165
- 脾臓の摘出 ……………………………………………………………………………… 166
- 閉腹 ……………………………………………………………………………………… 166
起こりやすい合併症 ……………………………………………………………………… 167

索引 ………………………………………………………………………………………… 168

動画目次

動画トップメニューの二次元コード

1章　肝臓

1. 肝切除術の基本（開腹から肝部分切除まで） ／大坪毅人，小泉　哲，小林慎二郎 …………… 2
　S8 部分切除 ……………………………………………………………………………………… 16
　血行遮断 ………………………………………………………………………………………… 17

2. 肝門部脈管・胆管個別処理の基本 ／熊本宜文，松山隆生，遠藤　格 …………………… 22
　個別処理（右葉切除術）………………………………………………………………………… 28
　個別処理（左葉切除術）………………………………………………………………………… 32

3. 肝切除術の基本（肝部分切除・肝外側区域切除：腹腔鏡下） ／大目祐介，本田五郎 …… 36
　G3，G2 の切離 …………………………………………………………………………………… 52
　左肝静脈の切離 …………………………………………………………………………………… 53

4. 解剖学的肝切除術（区域切除） ／片桐　聡 …………………………………………………… 56
　前区域切除 ……………………………………………………………………………………… 60

5. 右肝・左肝切除術 ／松井康輔，海堀昌樹 …………………………………………………… 71
　右肝切除における肝実質離断と中肝静脈処理 ………………………………………………… 83
　左肝切除（尾状葉温存）におけるグリソン鞘一括処理 ……………………………………… 88

6. 肝門部グリソン鞘一括アプローチ・前方アプローチ・hanging maneuver
　　　　　　　　　　　　　　　　　　　　　　　　／有泉俊一，山本雅一 ………… 96
　肝門部グリソン鞘一括処理 …………………………………………………………………… 102
　前方アプローチ ………………………………………………………………………………… 104

7. 肝離断時出血量・胆汁漏軽減の工夫 ／七島篤志，矢野公一 ……………………………… 108
　鉗子一括遮断 …………………………………………………………………………………… 112
　脈管の処理の結紮とエネルギーデバイス …………………………………………………… 118
　縫合止血 ………………………………………………………………………………………… 121

8. 術中超音波検査の基本 ／工藤宏樹，有田淳一，長谷川　潔 ……………………………… 128
　IOUS の走査 …………………………………………………………………………………… 135
　典型的な肝細胞癌の CE-IOUS 所見 …………………………………………………………… 135
　典型的な血管腫の CE-IOUS 所見 ……………………………………………………………… 136
　hanging maneuver のためのシロッカーテープの通し方 …………………………………… 137
　門脈染色① ……………………………………………………………………………………… 140
　門脈染色② ……………………………………………………………………………………… 140
　hooking technique ……………………………………………………………………………… 140

9. 肝アブレーション治療（経皮的・内視鏡下・開腹下 RFA） ／別府　透，宮田辰徳 …… 143
　腹腔鏡下 RFA …………………………………………………………………………………… 149

2章　脾臓

1. 脾臓摘出術（腹腔鏡下） ／三澤健之 ………………………………………………………… 158
　脾動脈結紮 ……………………………………………………………………………………… 162
　脾門の挙上 ……………………………………………………………………………………… 164
　自動縫合器の誘導① …………………………………………………………………………… 166
　自動縫合器の誘導② …………………………………………………………………………… 166

執筆者一覧

● 編集

山本　雅一	東京女子医科大学医学部消化器外科学（消化器・一般外科）　教授

● 編集委員

上西　紀夫	公立昭和病院　院長／東京大学名誉教授
正木　忠彦	杏林大学医学部外科（消化器・一般外科）　教授
山本　雅一	東京女子医科大学医学部消化器外科学（消化器・一般外科）　教授
遠藤　　格	横浜市立大学医学部消化器・腫瘍外科学　教授

● 執筆者

大坪　毅人	聖マリアンナ医科大学消化器・一般外科　教授
小泉　　哲	聖マリアンナ医科大学消化器・一般外科　准教授
小林慎二郎	聖マリアンナ医科大学消化器・一般外科　講師
熊本　宜文	横浜市立大学医学部消化器・腫瘍外科学　講師
松山　隆生	横浜市立大学医学部消化器・腫瘍外科学　准教授
遠藤　　格	横浜市立大学医学部消化器・腫瘍外科学　教授
大目　祐介	がん・感染症センター都立駒込病院肝胆膵外科
本田　五郎	新東京病院消化器外科　主任部長
片桐　　聡	東京女子医科大学附属八千代医療センター消化器外科　臨床教授
松井　康輔	関西医科大学医学部外科学講座　講師
海堀　昌樹	関西医科大学医学部外科学講座　診療教授
有泉　俊一	東京女子医科大学医学部消化器外科学（消化器・一般外科）　准教授
山本　雅一	東京女子医科大学医学部消化器外科学（消化器・一般外科）　教授
七島　篤志	宮崎大学医学部外科学講座肝胆膵外科学分野　教授
矢野　公一	宮崎大学医学部外科学講座肝胆膵外科学分野
工藤　宏樹	東京大学医学部附属病院肝胆膵外科・人工臓器移植外科
有田　淳一	東京大学医学部附属病院肝胆膵外科・人工臓器移植外科　准教授
長谷川　潔	東京大学医学部附属病院肝胆膵外科・人工臓器移植外科　教授
別府　　透	山鹿市民医療センター外科　副院長
宮田　辰徳	熊本大学大学院消化器外科学
三澤　健之	東京慈恵会医科大学附属柏病院外科　准教授

（執筆順，敬称略）

1章

肝臓

1. 肝切除術の基本（開腹から肝部分切除まで）
2. 肝門部脈管・胆管個別処理の基本
3. 肝切除術の基本（肝部分切除・肝外側区域切除：腹腔鏡下）
4. 解剖学的肝切除術（区域切除）
5. 右肝・左肝切除術
6. 肝門部グリソン鞘一括アプローチ・前方アプローチ・hanging maneuver
7. 肝離断時出血量・胆汁漏軽減の工夫
8. 術中超音波検査の基本
9. 肝アブレーション治療（経皮的・内視鏡下・開腹下 RFA）

1章 肝臓

肝切除術の基本（開腹から肝部分切除まで）
（Fundamentals of Liver Resection〈Laparotomy and Partial Liver Resection〉）

▶▶ 大坪毅人，小泉　哲，小林慎二郎（聖マリアンナ医科大学消化器・一般外科）

手技のゴール

- 肝部分切除と系統的肝切除の違いを理解する．
- 肝部分切除では，肝腫瘍の存在領域，体格によって手術を行いやすくするための開腹の仕方，牽引の仕方，切除の仕方に工夫があることを理解する． ➡ 1～3

》手技の適応・目的

- 肝部分切除が適応となるのは，肝細胞癌では肝予備能が不良で肝内転移の確率の高い領域を同時に切除する系統的肝切除が行えない場合である．大腸癌に代表される転移性肝癌では系統的肝切除の有効性は示されていないので，肝切除耐術可能な症例が適応となる．
- 術前の肝予備能を把握することが重要であるため，$ICGR_{15}$（indocyanine green retention test；ICG 負荷試験値）による残肝機能の評価法を理解する[1]．大まかな肝切除の目安として，$ICGR_{15}$ が 20％の時は，肝硬変のない症例では 57％切除，肝硬変例では 43％が切除限界である．$ICGR_{15}$ が 30％の時は，ほとんどの症例で肝硬変を合併しており 25％が切除限界である（p.57 参照）．
- 肝部分切除であってもグリソン鞘の 3 次分枝の理解は重要である．特に肝臓の中心部に存在する腫瘍の切除の際には 3 次分枝の把握が重要である．

》手術時の注意点

- 肝部分切除と系統的な肝切除との違いは，系統的肝切除が血流遮断などにより切離線が決まり，これに沿って切除を行うのに対し，肝部分切除では切離線が決まっていないことである．残すべきグリソン鞘や肝静脈による制約以外は切離線を自由に決めて良いことである．
- 腫瘍の大きさと場所から切離線を十分検討し，過不足のない切除を行う必要がある．

》術前準備・チェック

- 診断と治療の必要性・適格性について，チーム内（必要に応じて多職種多診療科）でカンファレンスを行う．
- 診断，行おうとする手技の必要性，利害得失などについて十分なインフォームド・コンセントを行う．
- 全身状態（心，肺，腎機能）や肝予備能，合併症，アレルギーを把握し，スタッフと情報を共有する．
- 手術に必要な機材を確認する．
- 大まかな手術手順についてスタッフと情報を共有する．

》手術体位

- 体位の詳細については，「1 体位と皮膚切開位置の決定」（p.3）を参照．

手術手順

1. 体位と皮膚切開位置の決定 ……… p.3
2. 開腹（標準的な逆L字切開）……… p.5
3. リトラクターによる牽引と術野の確保 ……… p.6
4. (point) 肝臓を周囲靱帯などより授動（必要時）……… p.7
5. 肝臓の切除領域の決定 ……… p.12
6. CUSAによる肝実質の離断 ……… p.15
7. 血行遮断 ……… p.16
8. (point) 止血の確認 ……… p.18
9. 胆汁漏の対応 ……… p.18
10. ドレーンの挿入 ……… p.19
11. 閉腹 ……… p.19

手術手技

1 体位と皮膚切開位置の決定

- 部分切除であっても腫瘍の存在領域によって体位，皮膚切開位置が異なる．最も標準的な皮膚切開は，仰臥位で剣状突起から臍より数cm頭側までの正中切開と横切開による逆L字切開である 図1 ．ほとんどの部位の肝臓の部分切除は，この皮膚切開で切除が可能である．
- 肝鎌状間膜周囲に腫瘍が存在する時，肝外側区域切除，尾状葉Spiegel部の部分切除では上腹部正中切開のみで切除が可能である．

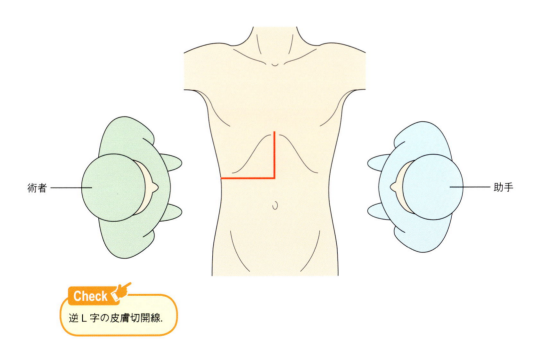

Check: 逆L字の皮膚切開線．

図1 切開（基本）
剣状突起から臍より数cm頭側までの正中切開と横切開による逆L字切開を行う．

肝切除術の基本（開腹から肝部分切除まで）

- この他の特殊な皮膚切開として,下大静脈や右肝静脈近傍の腫瘍の部分切除では60度程の左側臥位で,皮膚切開は第9肋間で開胸開腹とする方法がある.ケント式リトラクターで牽引し,術野を作る 図2 .
- 側臥位をとっていることで,仰臥位に比較して肝臓を少し脱転するだけで肝背側の十分な術野を得ることができる.

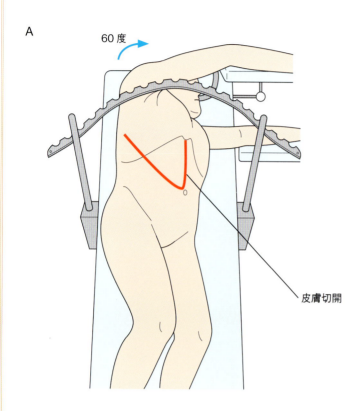

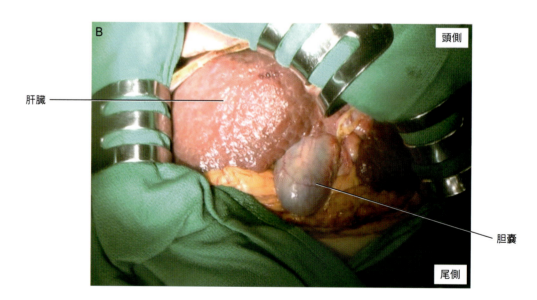

図2 特殊な皮膚切開と体位
A:第9肋間での開腹開胸時の体位.体位は左半側臥位とし,患者の右手は手台に乗せる.
B:牽引後の術野.

2 開腹(標準的な逆L字切開)

- まず皮膚を切開後,電気メスで脂肪層を切離する.正中創下縁で白線を横に切離した後,頭側を2本,尾側を1本のコッヘル鉗子で把持し,上方に牽引する 図3.
- 次に,腹直筋前鞘,腹直筋を離断し,後鞘に至る.正中よりやや右側で肝円索の癒着のない腹膜を切開し腹腔内に至る.横切開の創部にあたる外腹斜筋や内腹斜筋,腹横筋を切開する.縦方向の切開は,正中頭側に把持した2本のコッヘル鉗子を牽引し,その間で白線を離断し,腹膜を切開する.

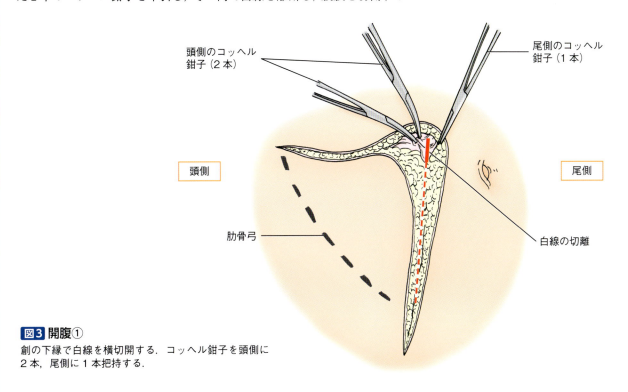

図3 開腹①
創の下縁で白線を横切開する.コッヘル鉗子を頭側に2本,尾側に1本把持する.

- 続けて,肝円索を肝側と臍側で結紮し,その間を切離する 図4.肝側の糸はペアン鉗子で把持しておく.
- さらに,肝円索をフラップ状となった右の腹壁より切離する.頭側は鎌状間膜に連続し,左右の冠状間膜に連続する.

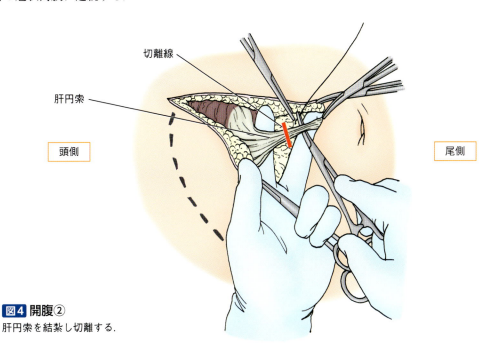

図4 開腹②
肝円索を結紮し切離する.

3 リトラクターによる牽引と術野の確保

- 開腹後の牽引は,ケント式リトラクターを用いる[2]．
- 肝臓を脱転しない場合は,胸骨柄の位置で皮膚と牽引用のアーチの距離を握り拳1個ほど離してセットすると良い．
- 肝臓を脱転する必要がある場合は,腹腔内に脱転した肝臓を格納するスペースを作る必要がある．このスペースを作るために,ケント式リトラクターを高い位置にセットする 図5A , 図5B ．
- ケント式リトラクターは,右側より2点,左側から1点の合計3点から牽引する．

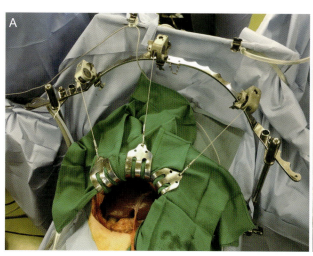
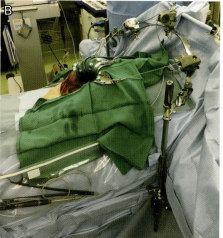

図5 ケント式リトラクターの立て方（リトラクター一式を滅菌できる場合）
支柱は腕の下にセットし,肝臓を脱転する空間を確保するため斜め上方に牽引する．

体格の違いによる手術の違い

- 一般的に体格のがっちりした患者や肥満の患者では腹部の前後幅が広く,肋骨弓の角度が広い 図6A ．痩せた患者では腹部の前後幅が狭く,肋骨弓の角度が狭い 図6B ．肝臓の前後径（厚み）もがっちりした患者では広く,痩せた患者では狭い傾向がある．

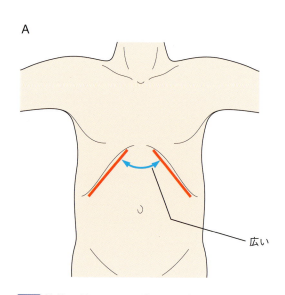
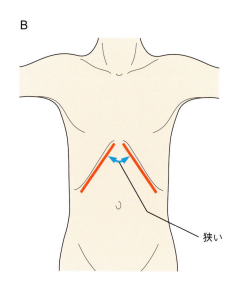

図6 体格の違いによる肋骨弓の角度
A：体格が良い患者の場合,肋骨弓の角度が広い．
B：体格が痩せ形の患者の場合,肋骨弓の角度が狭い．

- 肋骨弓の角度が狭い患者の場合は，リトラクターで牽引すると肋骨弓が広がり，容易に肝臓の横隔膜周囲までの術野を確保することができる．肋骨弓の角度が広い患者の場合は，リトラクターで牽引しても十分な術野を確保することが難しい．
- 対応策として，リトラクターを高めに設置し，第9肋間に術野を延長し肋間に切り込むことで肋骨を腹側に牽引すると術野の確保が容易となる．

point

4 肝臓を周囲靱帯などより授動（必要時）

- 肝部分切除を行う際に，腫瘍が間膜や靱帯，無漿膜野近傍に存在するときは肝臓の授動が必要となる[3]．

肝頭側の授動

- 肝鎌状間膜は頭側で左右の冠状間膜に移行し，逆三角形の無漿膜野を形成する．肝頭側の授動は鎌状間膜に続き，左右の冠状間膜を切離する．その後，無漿膜野を剝離する．
- 肝部分切除では左肝静脈と中肝静脈の合流部まで剝離をする必要はほとんどない．肝静脈左側の剝離の際は，左肝静脈に合流する左横隔静脈を損傷しないよう注意する 図7, 図8.
- 電気メスを使用する場合は，あらかじめケリー鉗子を通しておく．術者の左手はガーゼなどで肝臓を尾側に牽引し，ハサミの先端を少し開き，肝臓より横隔膜に向かって結合織を切離する．肝表面に結合組織が残らないように切離を進める 図7.

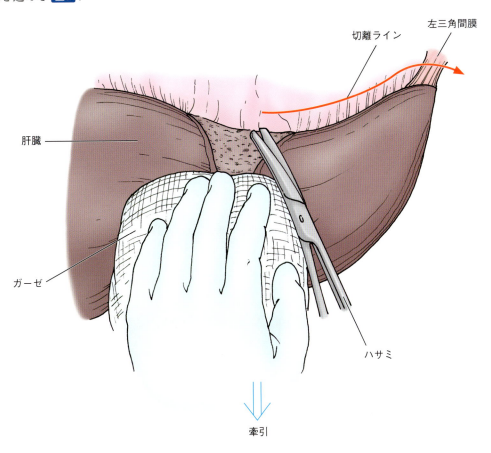

図7 肝冠状間膜に続く無漿膜野の剝離
ハサミを少し開き肝表面から横隔膜側に索状物を切りながら剝離する．

左肝の授動

- 左肝の授動を行う前に胃穹窿部から脾臓の背側に術者の左手を挿入し，脾臓と横隔膜との間に大ガーゼを挿入する．その後，肝外側を尾側に牽引しながら左側の冠状間膜，および三角間膜を電気メスで切離する 図8 ．
- 左三角間膜の結合織内には萎縮した肝組織が存在することがある．このため，左肝を同時に切除しない時は，胆汁漏予防のために結合織を結紮しておく必要がある．

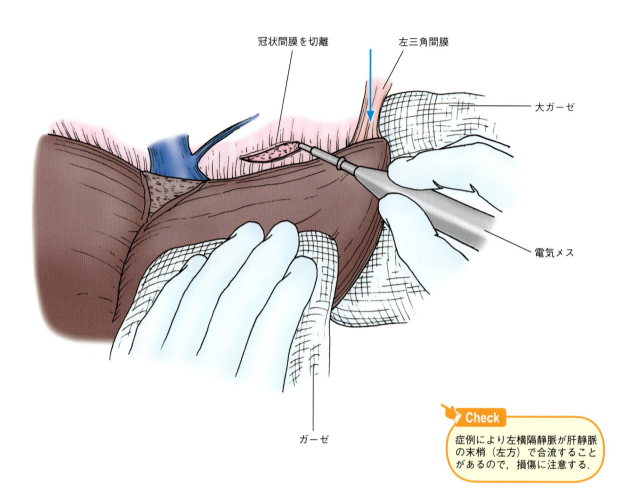

> **Check**
> 症例により左横隔静脈が肝静脈の末梢（左方）で合流することがあるので，損傷に注意する．

図8 左三角間膜の切離
矢印の結合織内に胆管と門脈が走行するので，この外側区域あるいはS2を切除しない時は結紮する．

右肝の授動

- 右肝の授動に先立ち，肝下面の肝被膜と大網，横行結腸の癒着を電気メスなどのエネルギーデバイスで切離する．
- 肝腎間膜の切開では，第1助手が両手で肝臓と腎臓の間を広げ，肝腎間膜に適度の緊張を保つ．術者は，下大静脈側より外側に向かって電気メスで切離する 図9．続いて，右三角間膜も切離し，鎌状間膜から連続する冠状間膜の切開線に繋げる．さらに，肝臓を左側に脱転しつつ無漿膜野の剥離を行う 図10．

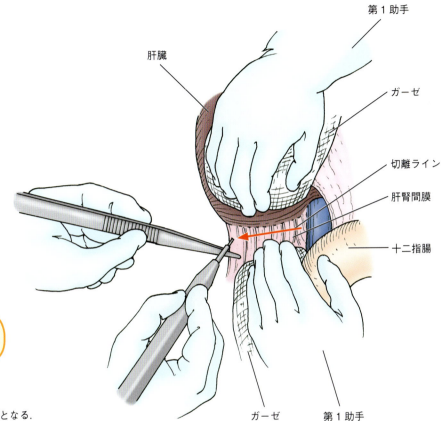

Check
下大静脈近傍では，短肝静脈を損傷しないよう注意する．

図9 肝腎間膜の切離
助手の両手での術野の展開が鍵となる．

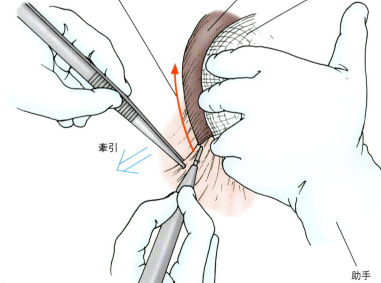

Check
左三角間膜から無漿膜野周囲の腹膜の剥離には，必要に応じて柄の長い電気メスを用いると良い．

図10 無漿膜野の剥離
助手は，ガーゼなどで肝臓を脱転して術野に適度の緊張を加える．術者は，左手で横隔膜を対側に牽引し，間を電気メスで離断する．

肝切除術の基本（開腹から肝部分切除まで）

手技のポイント

右肝の授動のポイントは，下記の3点である．
①肝臓を十分に脱転できるスペースを左リトラクターにより確保されていること．
②助手による適度の脱転と，術者の左手鑷子との協調により，術野に適度な緊張を保つこと．
③副腎と肝臓の癒着が高度な場合には，副腎周囲（特に頭側と尾側）の剥離を下大静脈まで進め，結紮後離断することがポイントである．

Don't!

助手の肝臓脱転の際，無漿膜野の腹膜を切離するまでは慎重に行わなければならない．過度な脱転による緊張は，肝被膜や肝実質の損傷につながる．肝臓が十分に脱転されていない状態での被膜損傷や肝実質の損傷は，止血に難渋することが少なくない．

- 肝授動の最後は，肝臓と副腎の剥離である．肝臓と副腎の癒着が高度で剥離が困難な場合は，下右肝静脈あるいは短肝静脈が副腎を貫通している可能性が高いと認識する．
- 副腎の頭側の無漿膜野を下大静脈まで剥離する 図11 ．

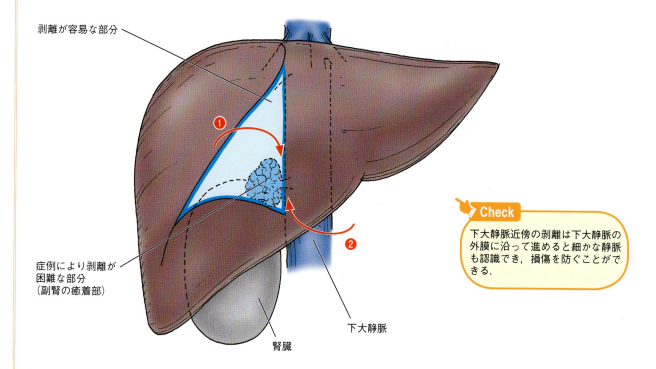

Check

下大静脈近傍の剥離は下大静脈の外膜に沿って進めると細かな静脈も認識でき，損傷を防ぐことができる．

図11 無漿膜野の構造
副腎と肝臓との癒着が高度な場合，❶副腎頭側を下大静脈まで剥離する．❷肝下部の下大静脈左縁で肝臓と下大静脈を剥離する．

- 続いて，肝下面の尾状葉と下大静脈の間を剥離する．下大静脈に沿って弱彎の鉗子を通し 図12 ，続いて，糸を通して肝臓と副腎の間を結紮する．

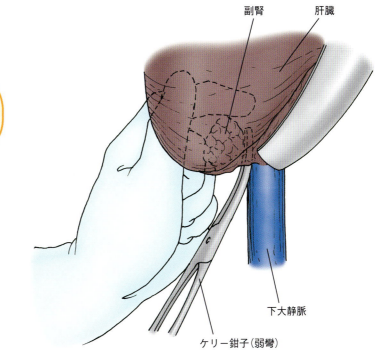

Check
ケリー鉗子は副腎をすくうのではなく，下大静脈に沿って左手示指に向かって進めると良い．

図12 副腎結紮糸を通す
あらかじめ剥離した無漿膜野の副腎頭側に術者の示指を置き，下大静脈左縁に沿ってケリー鉗子を通して糸を通す．

手技のポイント

肝臓と副腎の剥離が高度な場合，副腎の頭側と内側の剥離を先行し，高度な癒着部を結紮する．
結紮糸は滑りやすいモノフィラメントの糸は避けるようにする．また，結紮時には，脱転を少し緩めた方が確実に結紮できる．

- 結紮後，太い索状物がない時は，ケリー鉗子を通し電気メスで切離する 図13 ．太い索状物を認めた時は，肝側も結紮し肝臓と副腎の間を切離する．

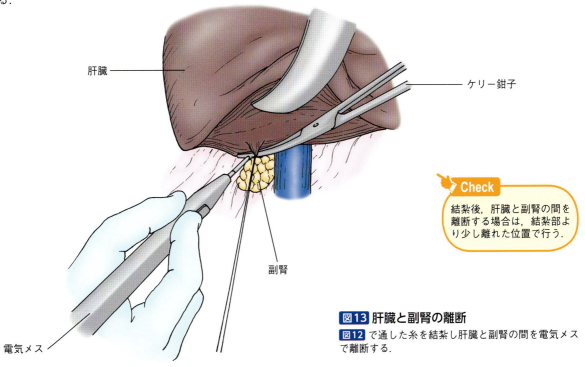

Check
結紮後，肝臓と副腎の間を離断する場合は，結紮部より少し離れた位置で行う．

図13 肝臓と副腎の離断
図12 で通した糸を結紮し肝臓と副腎の間を電気メスで離断する．

肝切除術の基本（開腹から肝部分切除まで）　11

5 肝臓の切除領域の決定

- 肝部分切除においては，切離線の決定は重要である．視診，触診による所見，および術中超音波を利用して，腫瘍の存在や大きさを同定する．肝離断面に腫瘍が露出せず，surgical margin が陽性とならない切除が必要である．
- surgical margin は，できれば 1cm の確保が必要であるとの意見が多い．しかし，surgical margin は予後に関与しないとの意見もある．部分切除であっても数多くの腫瘍切除の際には肝実質の切除量も多くなり，surgical margin を意識しすぎると大量肝切除となる．残存肝が少なくならないような配慮が必要である．
- 離断面に太いグリソン鞘あるいは肝静脈があり，1cm の surgical margin を確保できない場合もあるため，surgical margin の確保は絶対条件ではない．このような場合は，明らかな腫瘍の残存がなければ良いと筆者らは考える．
- 肝実質離断に CUSA（超音波外科吸引装置）を使用した場合は，CUSA の幅分の肝実質は吸引されるので，実際は 1cm 以下の surgical margin で十分であると考えられる．
- 肝腫瘍の存在部位による肝部分切除の切離線の決め方には，①楔状の部分切除，②ドーム状（円蓋状）の部分切除，③その他の部分切除の3種類の方法がある．

楔状の部分切除

- 腫瘍が尾側の肝辺縁にある時は，肝実質を楔状に離断するように切離線を決める 図14．超音波で腫瘍の位置を確認し，離断面に腫瘍が露出しないようにある程度の surgical margin を確保することが重要である．

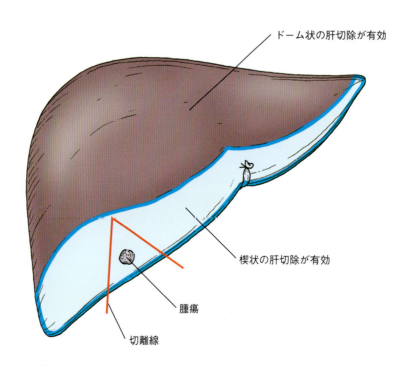

図14 楔状の肝部分切除
肝下面（■）の部分切除は楔状の切除が有効である．
その他の部位ではドーム状（円蓋状）の肝部分切除が必要となる．

ドーム状（円蓋状）の部分切除

- 肝表面に存在する腫瘍に対する肝部分切除を行う際は，肝実質をドーム状（円蓋状）に離断する必要がある．まず，切離線を決定するために，超音波検査で腫瘍の輪郭をなぞる．
- 肝実質の切離線としては，腫瘍の輪郭より2〜3cmのsurgical marginを取ってマーキングする．腫瘍径が2〜3cmの時は，腫瘍の外周のマーキングをした後，3倍の外周となる円を描き切離線とする 図15 ．腫瘍の底面を予測し，surgical marginを確保しながら半球状に肝実質に切り込んで行く．細かな脈管は電気メスなどで良いが，比較的太い脈管は結紮する．離断面が狭く結紮が困難な場合は，結紮糸の代わりにクリップも有効である．

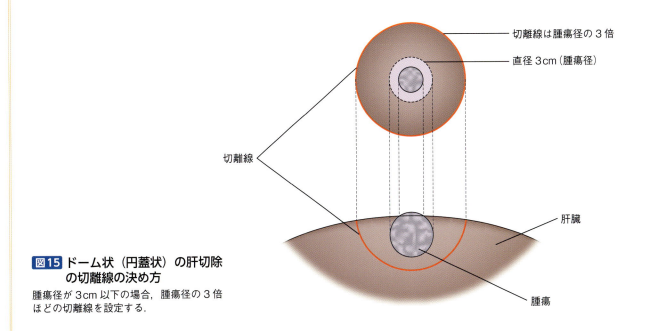

図15 ドーム状（円蓋状）の肝切除の切離線の決め方
腫瘍径が3cm以下の場合，腫瘍径の3倍ほどの切離線を設定する．

- 通常，術者は患者の右側に立って手術を行うが，S8の横隔膜下面の部分切除の際は患者の左側に立つと左手がスムーズに横隔膜下に入り，肝臓を脱転しやすくなる．また，離断面の肝表面に支持糸をかけて牽引することも有効である 図16A ， 図16B ．

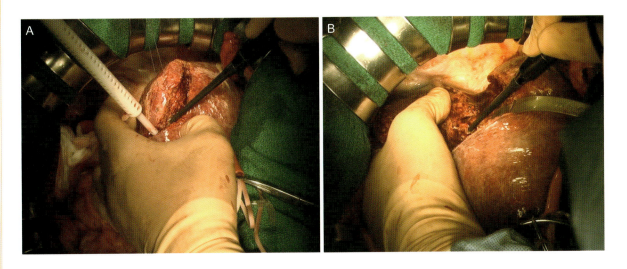

図16 術者が患者の左側に立つ肝切除
A：切除肝に糸をかけ牽引しつつ術野を展開する．
B：切除が進むに従い，左手で切除肝を展開する．

その他の部分切除

- 離断面にグリソン鞘がある場合は，中枢側のグリソン鞘を先に切離する．その後，現れる変色域が切離予定線を超える場合は，切離予定線を変色域に変更する 図17 ．
- 複数個の腫瘍を切除する場合は，腫瘍が近接している場合は一塊として切除できるような切離線を考えるが，少し離れている場合はまず肝表面に近い方を切除し，切除後1個目の切除面を利用して2個目の切除を行った方が有効なことがある．

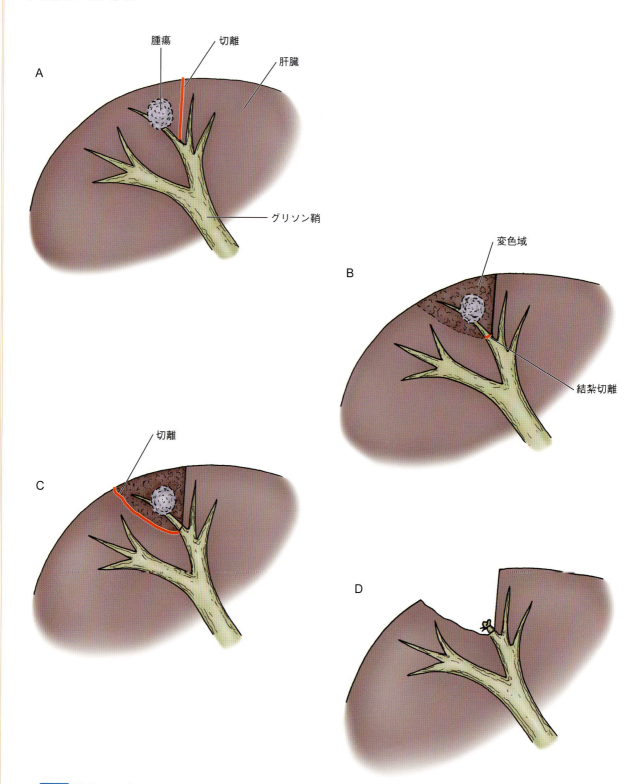

図17 離断面にグリソン鞘がある場合
A：グリソン鞘の中枢側の肝実質を離断する．B：グリソン鞘を結紮切離する．肝実質に変色域が現れる．
C：変色域に沿って肝実質を離断する．D：阻血領域を残さず肝部分切除が完成．

6 CUSAによる肝実質の離断

- 肝実質離断には，CUSAによる肝実質離断と，ペアンクラッシュによる肝実質離断があるが，いずれの方法も原理は切離線上の肝実質の肝細胞を脈管構造だけにして，細いものは電気メスや他のエネルギーデバイスで切離し，比較的太いと思われるものから結紮などで確実に止血し，切離する．筆者らは主にCUSAを使用するので，CUSAの使用方法について解説する．まず，肝被膜はCUSAだけでは切れにくいので，切離線を決める時に電気メスで被膜をしっかりと凝固切離しておく．
- 離断面に適度の緊張があると肝実質内の脈管が緊張し，肝細胞と脈管の区別が容易となり，肝実質の離断が容易となる．CUSAは非常に速い前後の振動により組織を破壊する．先端の破壊力に比較して胴部分では破壊力は強くない．CUSAの先端部とその横側では破壊力が違うことを理解しておく 図18．脈管がある程度固定され周囲の肝細胞組織を取り除くには，CUSAの胴部分を使用することで脈管を損傷することなく剥離することができる．

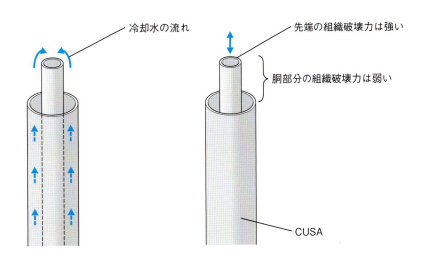

図18 CUSAの仕組み

- 線維化のない正常の肝臓では，CUSAを押し付けることなく，表面を撫でるように引く操作を行う 図19．こうすると脈管を損傷することなく，肝実質内から剥離することができる．
- 脈管にはグリソン鞘と肝静脈があるが，肝静脈の方が組織がもろいため，肝静脈を露出する時にはより丁寧に行う必要がある．CUSAを使用する際は，肝細胞を刷毛で掃きながら，肝実質内に埋まっている脈管を発掘するようなイメージで行うと良い．
- 残った柵状物は，細いものは電気メスで，2mm以上の太いものは結紮し切離する．

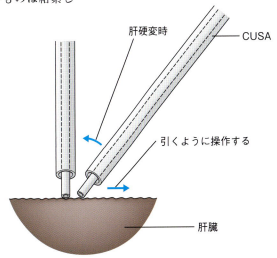

図19 CUSAの使い方
線維化のない肝臓では，先端を押し付けることなく，引くように用いると，肝組織が吸引され脈管構造が残る．肝硬変時は，CUSAを離断面に対し直角に立てて横に少しずつスライドさせる．

肝切除術の基本（開腹から肝部分切除まで）

- 線維化の強い肝硬変例では，CUSAの先端を直角方向に少しずつスライドさせながら，肝実質を離断すると良い．肝硬変時は，脈管より肝実質の線維の方が硬いので，脈管の露出の難易度は高くなる．
- 前述したように，CUSAの先端の破壊力は強いので，CUSA先端全体で押すのではなく，先端で直角方向に少しずつ掘るようなイメージで肝実質を離断する．

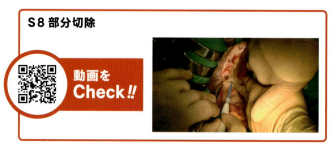

S8 部分切除
動画をCheck!!
https://gakken-mesh.jp/app/webroot/ds/004las/1-1.html

7 血行遮断

- 肝実質を離断する際には，術野をドライに保つ必要がある．肝実質離断中の出血源としては，肝動脈や門脈からなるinflowと，肝静脈からの逆流によるoutflowがある[4]．
- inflowの制御には，肝十二指腸間膜を一括して遮断するPringle法が有効である 図20 ．遮断時間は，15分間の血行遮断と5分間の解放を繰り返し行う．
- 注意点としては，左胃動脈などから分岐する副肝動脈の有無を確認する．副肝動脈が存在する場合は，胃小網内に拍動する動脈として触れるので，これをブルドック鉗子でPringle法と同時に遮断する．

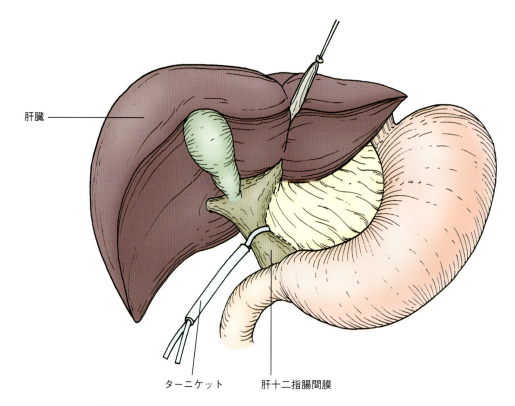

肝臓　ターニケット　肝十二指腸間膜

図20 Pringle法
肝門部で肝十二指腸間膜を一括テーピングし，ターニケットを通す．

- outflowからの出血は中心静脈圧と関係が高い．このため，肝実質離断中は中心静脈圧を低下させる必要がある．中心静脈圧を低下させる方法として，術中の輸液を制限する方法がある．術中の麻酔管理だけで中心静脈圧を低下させることが難しい場合には，肝下部下大静脈の血行遮断が有効である[5]．一般的に5cm水柱を超える中心静脈圧の際，遮断により4cm水柱ほど中心静脈圧を低下させることができる．下大静脈にテープを通し，これをターニケットで締めることで血行遮断を行う 図21 ．
- 下大静脈のクランプにより維持血圧が維持されない場合は，ターニケットを少し緩める．時間はPringle法と同様に，15分間の遮断と5分間の解放を繰り返し行う．下大静脈の剥離は下大静脈右縁より開始する．下大静脈の外膜に到達し，これに沿って全周性に剥離を進める．この際，腰静脈を損傷しないように丁寧に行う．

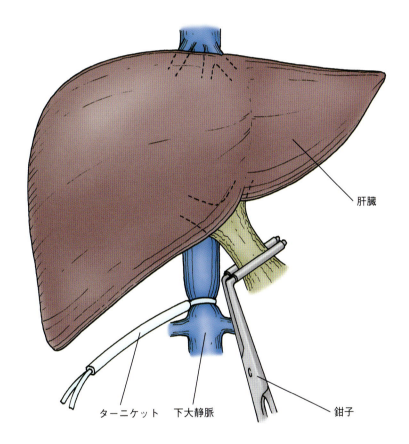

図21 鉗子によるPringle法と肝下部下大静脈の血行遮断

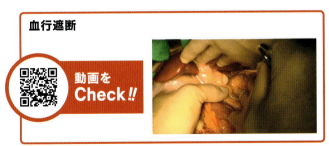

血行遮断 動画をCheck!!

https://gakken-mesh.jp/app/webroot/ds/004las/1-2.html

point
8 止血の確認

- 肝離断面からの出血に対しては，縫合止血が基本である．出血点を包むように4-0針付きの糸で「コの字」，または「Z字」に運針する．その後，肝実質を掴むように縫合糸を結紮する．強く結びすぎると結紮糸により容易に肝実質を損傷し，新たな出血点を作ることになるので注意する．
- 楔状の切除では離断面が平面であるため，肝実質の結紮は容易である．半球状の離断面からの出血に対する縫合の方が困難である．
- その他の止血方法では，部分切除の切離断面からの止血に対してソフトコアギュレーションが有用である．ソフトコアギュレーションは，低電圧に制御することでジュール熱による組織の脱水，収縮，タンパク凝固により止血を得るものである．出血点のみならず，出血点の周囲をソフト凝固することが有効なこともある．
- ソフトコアギュレーションの注意点としては，離断面に露出したグリソン鞘は焼かない方が良い．後に凝固部が壊死に陥り，出血や胆汁漏の原因となることがあるためである．

手技のポイント

　非常に有効な縫合止血の方法として，2回目までの結紮をどちらか一方の糸にからませるようにするslip knotがある．
　slip knotでは，2回結紮した後，結紮糸を少しずつ締め，肝実質を掴むようなところまで締めることが可能である．
　その後，糸が緩まないように結紮を1～2回追加する．

Don't!
止血のための肝実質への刺通結紮の糸の引きすぎや，slip knotの際の糸の締めすぎは注意すべきである．容易に結紮糸で肝実質を損傷してしまう．
　組織を損傷しないような糸さばきは，練習あるのみである．

9 胆汁漏の対応

- 部分切除において肝切除離断面から胆汁が漏れる時は，断端止血同様に肝実質をZ縫合する．ソフトコアギュレーションなどのエネルギーデバイスの使用は後に組織が壊死に陥り，難治性の胆汁漏となるためあまり得策ではない．
- 胆汁漏を認めるということは比較的太いグリソン鞘が存在することを意味するので，CUSAによりグリソン鞘周囲の肝細胞を吸引し，グリソン鞘を露出後,胆管損傷部を縫合結紮，あるいはグリップで止めるように対応する．

10 ドレーンの挿入

- ドレーンの留置に関しては，大きな肝部分切除の場合は，切除後に先端の柔らかいドレーンを留置する 図22A．小さな肝部分切除で切除部にドレーンを留置できない場合は，仰臥位となった時に一番低い位置に先端が来るように留置する 図22B．肝臓の頭側を経由して，横隔膜経由あるいは肝下面を経由して挿入する．
- ドレーン挿入方法は，腹壁をメスで切開し，ペアン鉗子など先端が鈍な器具で筋層腹膜を貫通させる．この際，横切開の創部に近い位置にドレーンを留置する場合，筋層縫合する前にドレーンを留置すると，筋層の縫合後ドレーンの腹壁の挿入経路が真っ直ぐにならないことがある．
- 術後の胆汁漏や腹腔内膿瘍を併発した時は，ドレーンを入れ替える必要がある．この際，腹壁で経路が真っ直ぐでない場合はドレーンの入れ替えに難渋することがある．
- 腹壁のドレーン挿入経路を真っ直ぐにするためには，ドレーン挿入点までの横切開の筋層縫合終了後にドレーンを留置する．または，ペアン鉗子で腹壁を貫通する際，コッヘル鉗子で筋層を尾側に牽引し，腹壁に緊張を加えるなどの工夫が必要である．

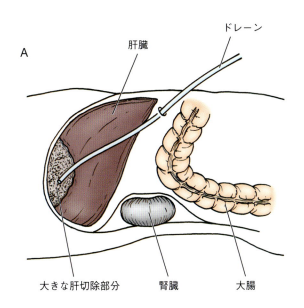
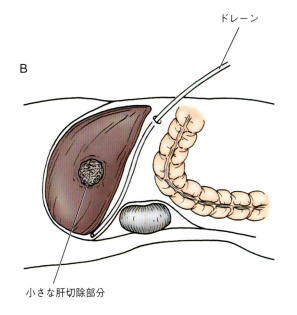

図22 肝部分切除後のドレーン位置
A：大きな肝部分切除のドレーン位置．ドレーン先端を切除部に留置する．
B：小さな肝部分切除のドレーン位置．小さな肝部分切除で切除部にドレーン先端の留置が困難な場合は，仰臥位で最も低い位置（背側）に留置する．

11 閉腹

- 閉腹は，筋層の縫合結紮と皮膚の縫合の2層で行う．
- 注意点は，横切開筋層縫合の時の頭側の傷が尾側の傷より収縮しているということである．同じ間隔で縫合していくと正中で頭側の腹壁が足りなくなり，無理に左右の白線を合わせようとすると過度の緊張が加わり腹壁瘢痕ヘルニアの原因となりかねない．

- 腹壁瘢痕ヘルニアを防止するために，横切開の筋層縫合の際は腹直筋鞘右縁をコッヘル鉗子などで把持する 図23．これを目安として縫合の際に運針する．尾側と頭側の縫合の間隔を 3：2 程度に運針すると良い．

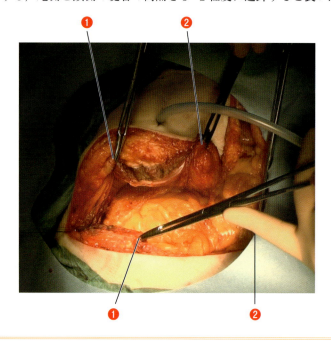

図23 閉創時の鉗子かけ方
有鉤鉗子により腹直筋鞘右縁❶と白線❷を把持し，腹直筋鞘と白線が合うように腹膜筋層を縫合結紮する．

術後チェックポイント

☑ 胸部・腹部 X 線撮影を行う（可能であれば，手術室内で気管挿管チューブの抜管前に撮影することが望ましい）．
　胸部 X 線では無気肺や気胸の有無を，腹部 X 線ではドレーンの位置や術中遺留物のないことを確認する．

☑ 血液生化学検査を行う．
　貧血が高度の場合は輸血，凝固系の低下している場合は凍結血漿の投与を検討する．

☑ 血圧，脈拍を確認する．
　一般的に動脈性の出血では脈拍が上昇するが，静脈（肝静脈）からの出血は脈拍は上昇しにくく，突然血圧低下をきたすことがある．

☑ ドレーン排液量を確認する．
　当日
　　持続する出血に対する再開腹の目安は，1 時間あたり 100 mL 以上とする．
　数日後
　　ドレーン排液の総ビリルビン量を測定し，2 mg/dL 以上の時は胆汁漏に対する治療を行う．CT 検査によりドレーンが有効に効いているか，腹腔内膿瘍がないかを確認する．

☑ 創部は毎日観察し，発赤を認め手術部位感染（surgical site infection；SSI）を疑う時は，創部より穿刺し確認する．

文 献

1）高崎　健．肝切除術に対する残存肝機能推測法の考案．日本消化器外科学会雑誌 1978；79：1526-34．
2）大坪毅人，高崎　健．術式別開創器の選択とその使い方．外科治療 2003；89：1-7．
3）大坪毅人，小泉　哲，小林慎二郎．肝切除における血行動態及びハンギング法・肝授動．日本肝胆膵外科学会高度技能専門医制度委員会編．肝胆膵高難度外科手術　第 2 版．東京：医学書院；2016．
4）大坪毅人．肝切除における血行遮断の進歩．聖マリアンナ医科大学雑誌 2004；32：519-29．
5）Otsubo T, Takasaki K, Yamamoto M, et al. Bleeding during hepatectomy can be reduced by clamping the inferior vena cava below the liver. Surgery 2004; 135: 67-73.

起こりやすい合併症

1 断端膿瘍

肝部分切除後に起こりやすい合併症として，切除後の断端膿瘍がある．断端膿瘍の原因として，①出血，②胆汁漏，③阻血領域の遺残，④障害肝（肝硬変）での手術，⑤ドレナージ不良，などがある．

断端膿瘍の予防のため，④以外では術中にそれぞれの手技上の注意を怠ることなく実施することで，断端膿瘍の発生率は減少させることができる．特にドレーンの挿入については腹腔内膿瘍が起こった時にドレーンを交換する可能性があることを意識して留置することが必要である．

断端膿瘍が発生した場合は，CT検査で膿瘍の位置を確認後ドレーンチューブより透視下で造影し，ドレナージチューブの交換，再挿入を行う．元々ドレーンが挿入されていた位置から膿瘍までの到達が難しい場合は，CT下で再穿刺を行う 図24．

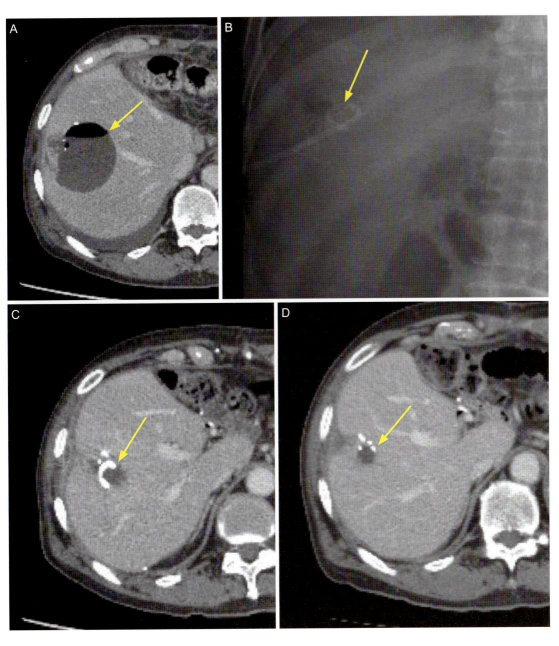

図24 腹腔内膿瘍に対するドレーン再挿入とその後の経過
A：術後11日目のCT．ドレナージ不良のため切除断端に液体貯留とガス産生あり（矢印）．断端膿瘍と診断した．
B：IVR下で膿瘍腔にドレーンを再挿入した（矢印）．
C：ドレナージ後14日目のCT．膿瘍腔は縮小してきている（矢印）．
D：ドレナージ後約2ヵ月目のCT．膿瘍腔はほぼ消失している（矢印）．

1章 肝臓

肝門部脈管・胆管個別処理の基本
(Hilar Dissection Technique)

▶▶ 熊本宜文，松山隆生，遠藤　格（横浜市立大学医学部消化器・腫瘍外科学）

手技のゴール

- 術前画像診断により，肝門部脈管・胆管の走行・バリエーションを把握できる．
- 術前画像診断により，肝門部脈管・胆管の適切な切離線を設定できる．
- 切離予定の肝動脈や門脈，胆管を同定・剥離・テーピング・切離できる．➡ 3〜5, 3'〜5'

≫ 手技の適応・目的

- 肝門部での脈管・胆管処理は，3区域切除，葉切除，中央2区域切除，区域切除などの系統的肝切除を行う場合に必要となる．
- 肝門部の門脈茎への到達方法として，Couinaud[1]は鞘内到達法，鞘外到達法，肝離断先行鞘外到達法を報告しており，このうち鞘内到達法が肝門板やグリソン鞘を開いて肝動脈，門脈，胆管を処理する個別処理である．鞘外到達法は，グリソン鞘根部で動脈，門脈，胆管をまとめて確保する方法で，高崎ら[2]はグリソン鞘一括処理として報告している．肝離断先行鞘外到達法は，肝離断を先行してから，グリソン鞘一括処理を行う方法で，岡本[3]が報告している．
- 肝門部胆管癌，生体肝移植ドナー手術，癌の浸潤が肝門部付近まで及ぶ場合は，個別処理が必要であるが，それら以外の場合は，個別処理とグリソン鞘一括処理どちらを選択してもよい．

≫ 手術時の注意点

- 肝門部脈管・胆管処理中の出血に備え，肝十二指腸間膜のテーピングを行い，Pringle 法の準備を行う．
- 肝動脈剥離の際は，内膜損傷を防止するため，肝動脈を直接鑷子で把持せず，動脈周囲の結合組織を把持するようにする．
- 動脈や門脈をテーピングした際に目的の脈管であるか，クランプテストを行ってから結紮切離する．
- 個別処理の胆管テーピングの際は直視下で施行できない操作があるため，鉗子操作で抵抗がある場合は無理をしない．
- 胆管切離の際は，術中胆道造影を行い切離予定線を決定する．特に，後区域胆管が左肝管に合流する際の左葉切除術時は後区域枝を巻き込まないように注意する．

>> **術前準備・チェック**

- 術前画像で3D-CTを作成し，肝門部脈管や胆管の走行，バリエーションを把握する 図1 .
- 肝動脈のバリエーションとしては，右肝動脈が胆管の腹側と背側のどちらを走行するのか，右肝動脈が上腸間膜動脈または腹腔動脈根部から分岐する転位右肝動脈（replaced right hepatic artery）となっていないか，左肝動脈が左胃動脈から分岐する転位左肝動脈（replaced left hepatic artery）となっていないか，中肝動脈はどこから分岐するかを確認する．
- 門脈のバリエーションとしては，門脈左枝・門脈右枝の2分岐であるか，門脈左枝，前区域枝，後区域枝の3分岐であるか，その他の門脈分岐異常がないか確認する．
- 胆管のバリエーションとしては，特に後区域胆管が門脈前区域枝の頭側を走行する北回りであるか，尾側を走行する南回りであるか，左肝管に合流していないかを確認する．

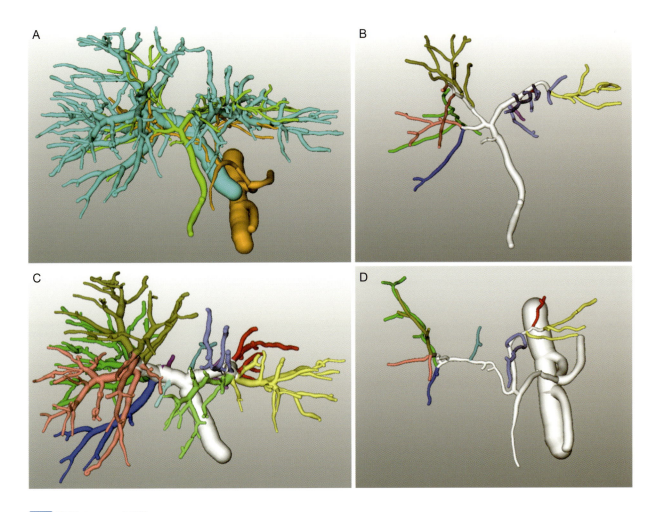

図1 術前3D-CT画像
本症例は，生体肝移植ドナーの術前3D-CTで，右葉グラフト摘出予定である．胆管像や門脈像，動脈像でそれぞれのバリエーションを評価し，切離予定線を決定している．
A：胆管・門脈・動脈像．B：胆管像．C：門脈像．D：動脈像．

- 3D-CTが作成できない場合は，2D-CTより肝門部脈管・胆管の走行の予想図を作成する 図2．

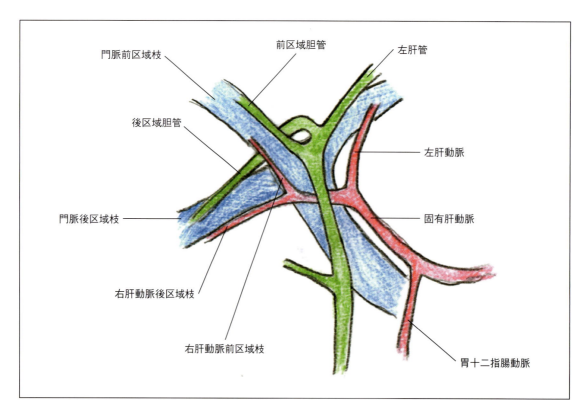

図2 2D-CTより作成した肝門部脈管・胆管の走行図
3D-CTが作成できない場合は，2D-CTより肝門部脈管・胆管の走行の予想図を作成する．
（作図：熊本宜文先生）

手術体位

- 当科では両手出しの仰臥位で行っている．上肢は神経麻痺を防ぐために過伸展させないように注意する 図3．

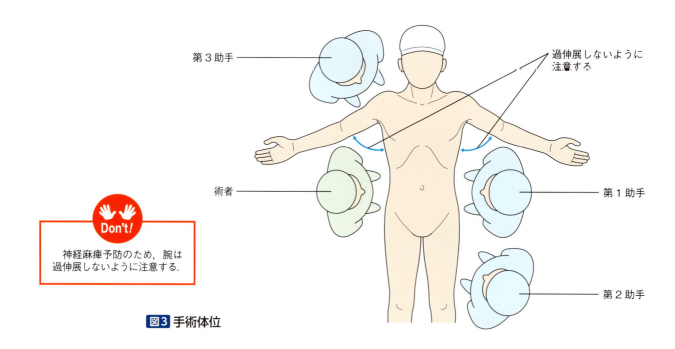

Don't!
神経麻痺予防のため，腕は過伸展しないように注意する．

図3 手術体位

》肝門部脈管・胆管処理時の術野展開

- 肝門部脈管や胆管処理の際は，第2助手に肝十二指腸間膜を尾側へ，第3助手に切離した肝円索を腹側へ，肝門板頭側の肝臓を腸ベラで頭側へ牽引してもらい，肝十二指腸間膜に緊張がかかった状態で行う 図4．

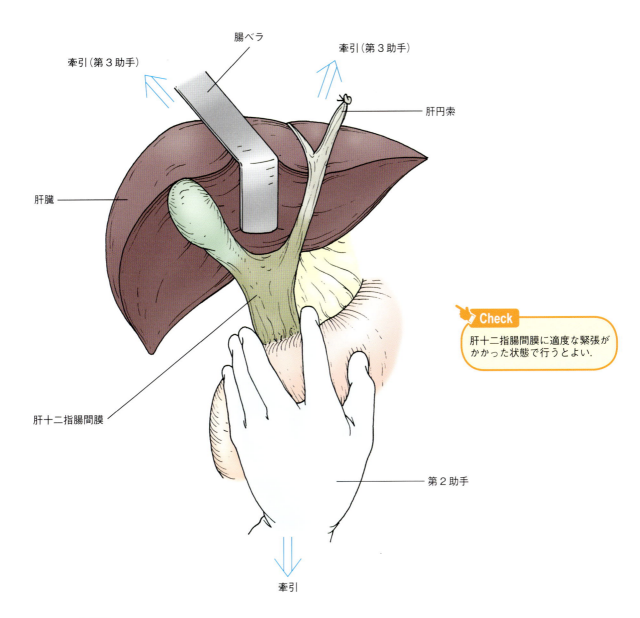

Check 肝十二指腸間膜に適度な緊張がかかった状態で行うとよい．

図4 術野展開
第2助手に肝十二指腸間膜を左手の示指と中指との間に入れ尾側に牽引してもらう．第3助手に肝円索を腹側へ，肝門板頭側の肝臓を腸ベラで頭側へ牽引してもらう．

手術手順

1. 開腹 ……………………………………… p.26
2. 胆囊摘出 ………………………………… p.27

右葉切除の場合

 3. 右肝動脈処理 …………………………… p.28
 4. 門脈右枝処理 …………………………… p.29
 5. 右肝管処理 ……………………………… p.30

左葉切除の場合

 3'. 左肝動脈処理 …………………………… p.32
 4'. 門脈左枝処理 …………………………… p.33
 5'. 左肝管処理 ……………………………… p.34

手術手技

1 開腹

- 臍上までの上腹部正中切開で開腹し，遠隔転移，腹膜播種などの非切除因子検索の後，非切除因子がない場合に右横切開を加え，逆L字切開としている 図5A．
- 肝門部領域胆管癌や，肝内胆管癌の肝門浸潤など，肝十二指腸間膜の郭清・肝外胆管切除が必要な場合は，正中切開の皮切は臍下までとし，さらに右横切開を加え逆ト字切開としている 図5B．

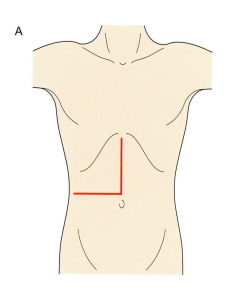
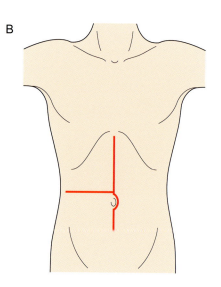

図5 開腹
A：通常の肝切除で，右葉の脱転が必要な場合は中腋窩線まで切離する．右葉の脱転が必要でない場合は前腋窩線まで切離する．
B：肝十二指腸間膜の郭清・肝外胆管切除が必要な場合は，正中切開の皮切は臍下までとしている．

2 胆嚢摘出

- 胆嚢を肝床より剥離し，胆嚢動脈を結紮切離する．胆嚢管を剥離し小切開を入れて，ロングモスキート鉗子を挿入し，胆嚢管のらせん部を拡張させ，胆道造影用のカテーテルを挿入する 図6A．
- 当科では，挿入するカテーテルにIOCバルーンカテーテル®を用いている．IOCバルーンカテーテル®はバルーンを膨らませることにより，造影剤の十二指腸への流出を防止し，良好な胆管造影像を得ることができる．また，胆汁リークテスト時に圧をかけることができ，胆汁漏部位同定に有用である 図6B．

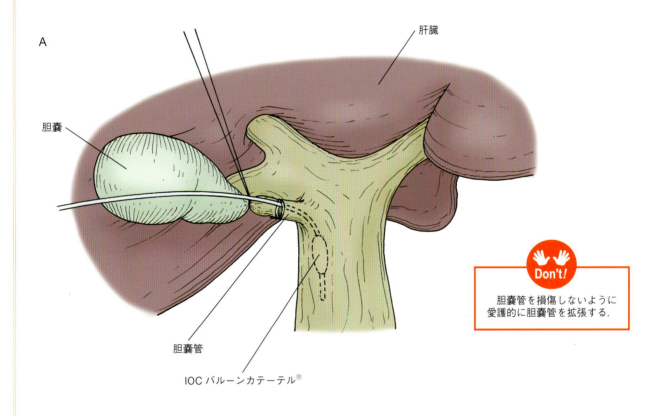

Don't!
胆嚢管を損傷しないように愛護的に胆嚢管を拡張する．

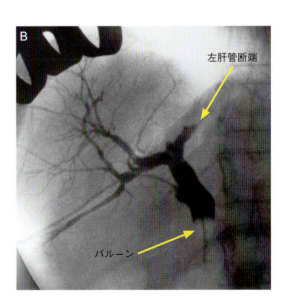

Check
バルーンを拡張し造影を行うと，造影剤が十二指腸へ流出することなく良好な胆管造影像を得ることができる．

図6 胆嚢摘出術
A：IOCバルーンカテーテル®の挿入．
B：IOCバルーンカテーテル®を用いた術中胆道造影．

肝門部脈管・胆管個別処理の基本

> 右葉切除の場合

point
3 右肝動脈処理

- 胆嚢管を鑷子で把持して腹側左側へ牽引する．総肝管右側の漿膜を切開すると，総肝管の背側から右側へ走行する右肝動脈が同定できる．右肝動脈を周囲組織から剥離しテーピングする 図7．
- 上腸間膜動脈または腹腔動脈根部から右肝動脈が分岐する転位右肝動脈（replaced right hepatic artery）の場合は，右肝動脈が肝十二指腸間膜右縁を上行しているので，これを同定しテーピングする．
- 右肝動脈のクランプテストを行い，左葉の動脈血流を確認した後に右肝動脈を二重結紮し切離する．

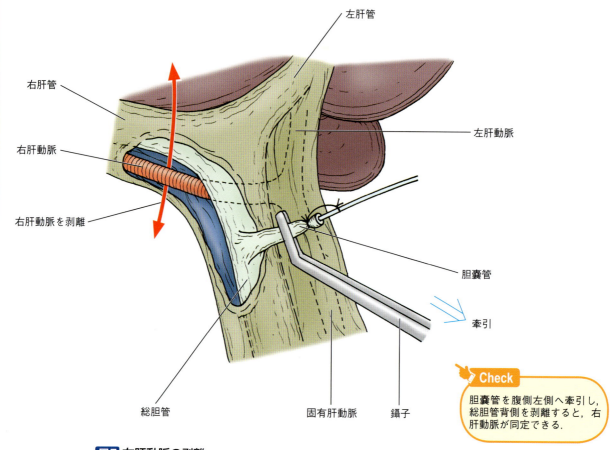

図7 右肝動脈の剥離
肝動脈は内膜損傷を防ぐため直接鑷子で把持せず，周囲組織より剥離する．

> **Check**
> 胆嚢管を腹側左側へ牽引し，総胆管背側を剥離すると，右肝動脈が同定できる．

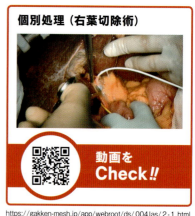

個別処理（右葉切除術）
動画をCheck!!
https://gakken-mesh.jp/app/webroot/ds/004las/2-1.html

point
4 門脈右枝処理

- 門脈本幹は右肝動脈の背側に位置し，肝十二指腸間膜右側の漿膜を切開すると同定できる．総胆管，右肝動脈から剥離を行い，まず門脈本幹をテーピングする．門脈本幹をテーピングした後，門脈前面を頭側に剥離し，門脈左右分岐部を確認する．分岐部を確認後，門脈右枝周囲を剥離するが，門脈背側には尾状葉枝が数本存在するため損傷しないように注意が必要である．門脈右枝処理の際に邪魔になるようであれば，右尾状葉枝は結紮切離する 図8．

- 門脈右枝切離前に，門脈右枝のクランプテストを行い，門脈左枝の血流を確認する．門脈左枝が狭窄しないように門脈左枝を確認しながら門脈右枝を結紮する．結紮は，3-0絹糸結紮と4-0プロリーン®刺通結紮による2重結紮を行い切離する．切離する距離が取れない場合は，結紮のみにとどめ，肝実質離断後，術野が展開できるようになった後に切離を行う．

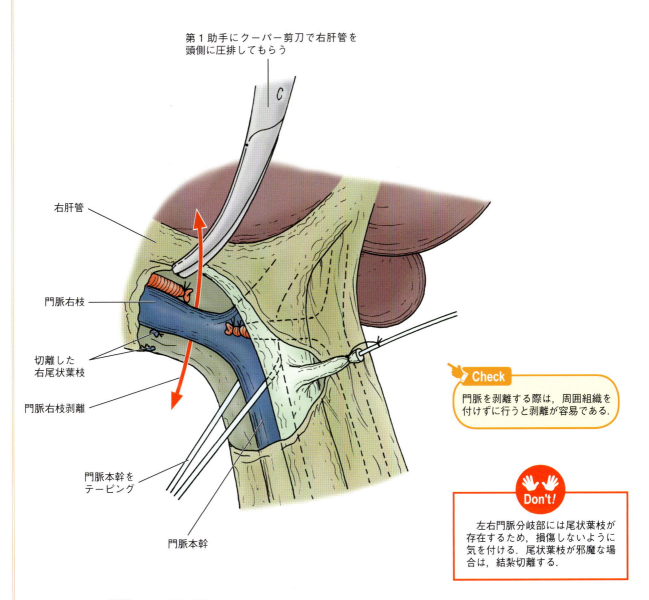

> **Check**
> 門脈を剥離する際は，周囲組織を付けずに行うと剥離が容易である．

> **Don't!**
> 左右門脈分岐部には尾状葉枝が存在するため，損傷しないように気を付ける．尾状葉枝が邪魔な場合は，結紮切離する．

図8 門脈右枝剥離
門脈本幹をテーピングした後，門脈本幹前面剥離を頭側へ進め，門脈左右分岐部を確認し門脈右枝の剥離・テーピングを行う．
視野が悪い場合は，第1助手にクーパー剪刀を使って右肝管を頭側へ圧排してもらう．
門脈右枝の頸が短い場合は，右尾状葉枝を結紮切離する．

5 右肝管処理

- 肝門部中央の肝門板と肝被膜との間を2本のクーパー剪刀を用いて鈍的に剥離する．術者は左手のクーパー剪刀で肝臓実質を押さえ，右手のクーパー剪刀で肝門板を肝実質から剥がすように剥離を行う 図9．肝門板の最頭側を超えた所までを剥離の目標とする．
- 肝十二指腸間膜背側で左右尾状葉枝の間の最も肝実質が頭側に陥凹している所が左右グリソン鞘分岐部の背側であるため，ここを腹側と同様に2本のクーパー剪刀を用いて鈍的に剥離を行う．

Check
左手のクーパー剪刀で肝実質を押さえながら，右手のクーパー剪刀で肝門板を肝実質から剥離する．

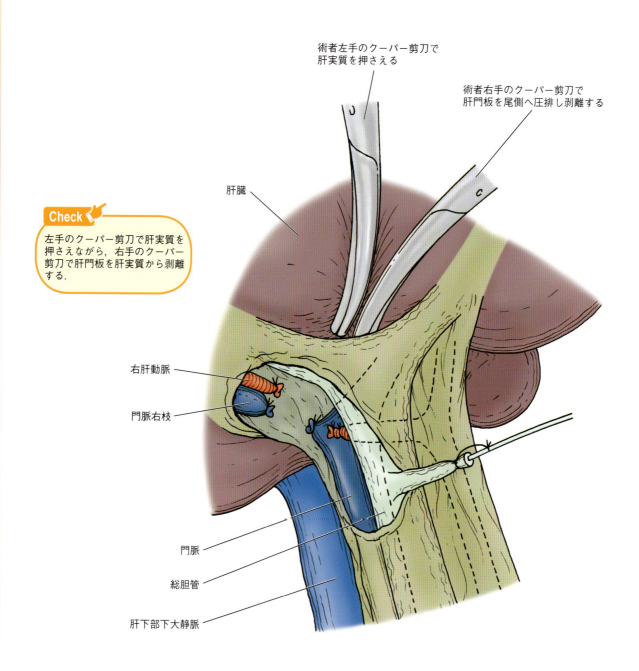

図9 右肝管剥離

- 腹側，背側から肝門板を十分に剥離した後に，左手示指を背側の剥離部へ入れ，第1助手に腹側肝門板をクーパー剪刀で押し下げてもらい，その頭側より強彎鉗子を挿入し，左手示指を目標にして強彎鉗子を進め，右肝管を剥離しテーピングする 図10．
- この操作はブラインドでの操作となるため，決して無理に鉗子を挿入せず，抵抗なく容易に挿入できる場所を探す．挿入できない場合は，再び腹側，背側から肝門板の剥離を行い再度試みる．それでも挿入できない場合は，肝離断を先行し，視野が展開できた後にテーピングを試みる．
- 右肝管切離は，肝実質離断後に術中胆道造影を行い，左右肝管分岐部から十分な距離が保たれていることを確認し血管鉗子をかけて切離する．断端は肝門板ごとに4-0または5-0プロリーン®で連続縫合する．縫合後に，もう一度胆道造影を行い，左肝管，総肝管の狭窄がないことや，胆汁漏がないことを確認する．

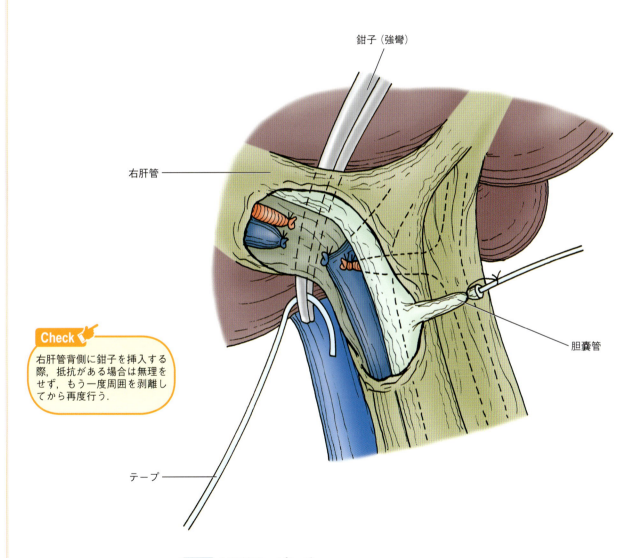

Check
右肝管背側に鉗子を挿入する際，抵抗がある場合は無理をせず，もう一度周囲を剥離してから再度行う．

図10 右肝管テーピング
肝実質から肝門板が十分に剥離できたら強彎の鉗子を用いてテーピングを試みる．

> 左葉切除の場合

point 3 左肝動脈処理

- 肝十二指腸間膜左縁の漿膜を切開し，左肝動脈を同定し，周囲組織より剥離し 図11 ，テーピングを行う．左肝動脈分岐部を確認し，右肝動脈，固有肝動脈が温存されていることを確認する．中肝動脈が右肝動脈から分岐している場合は，同様に中肝動脈もテーピングする．
- 左肝動脈のクランプテストを行い，右葉の動脈血流を確認した後に左肝動脈を2重結紮し切離する．中肝動脈が右肝動脈から分岐している場合は，クランプテストの後，中肝動脈も2重結紮し切離する．

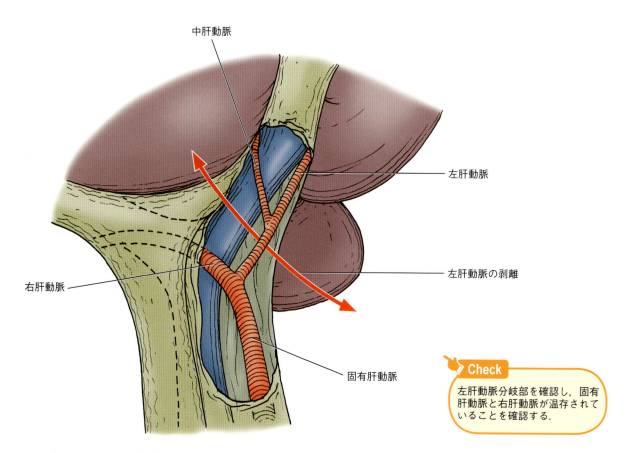

Check
左肝動脈分岐部を確認し，固有肝動脈と右肝動脈が温存されていることを確認する．

図11 左肝動脈剥離
左肝動脈を結紮切離する際は，左肝動脈をクランプし右肝動脈の血流が保たれていることを右葉内の動脈血を超音波で確認する．

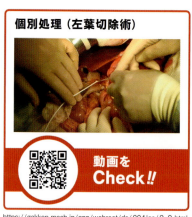

個別処理（左葉切除術）

動画をCheck!!

https://gakken-mesh.jp/app/webroot/ds/004las/2-2.html

point 4 門脈左枝処理

- 総胆管左縁，左肝動脈背側で門脈本幹前壁を同定し，肝円索に向かって剥離を行う．さらに，門脈左右分岐を確認し，門脈左枝を同定し，全周性に剥離を行いテーピングする 図12．

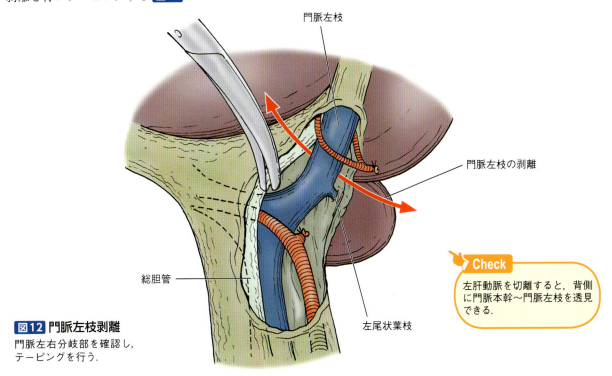

図12 門脈左枝剥離
門脈左右分岐部を確認し，テーピングを行う．

Check
左肝動脈を切離すると，背側に門脈本幹〜門脈左枝を透見できる．

- 左尾状葉を温存する場合は，左尾状葉枝を分枝した末梢で結紮切離する 図13 ❶．左尾状葉を切離する場合は，門脈左枝より中枢側で門脈左枝を結紮切離する 図13 ❷．

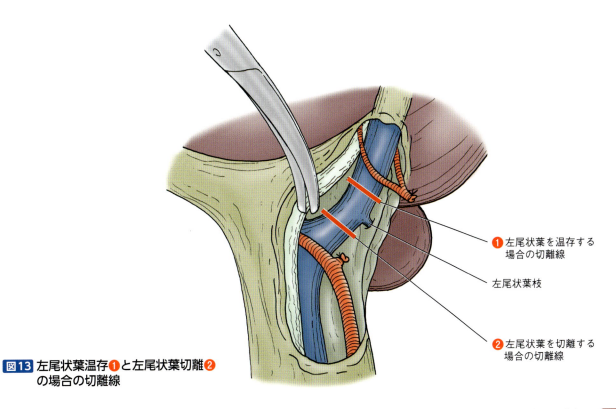

図13 左尾状葉温存❶と左尾状葉切離❷の場合の切離線

❶ 左尾状葉を温存する場合の切離線
左尾状葉枝
❷ 左尾状葉を切離する場合の切離線

肝門部脈管・胆管個別処理の基本

5 左肝管処理

- 左尾状葉を温存する場合は，左グリソン鞘が腹側へ立ち上がる部位で，右側からグリソン鞘と肝実質との間を剥離する．
- 左側は外側区域を腹側へ持ち上げ，アランチウス（Arantius）管の腹側で，肝実質と左グリソン鞘との間を剥離する．
- 左グリソン鞘と肝実質との間を十分に剥離した後に，左グリソン鞘の左側から右側へ向けて鉗子を通してテーピングする 図14 ．
- 左尾状葉を切離する場合は，右葉切除の場合と同様に肝門部中央で左肝管をテーピングする．
- 胆管の走行は変異が多いため，肝実質離断終了後，術野展開が良好になった後に術中胆道造影を行い，切除肝側で十分距離をとって切離する．
- 左肝管切離は，血管鉗子をかけて切離し，肝門板ごとに4-0または5-0プロリーン®で連続縫合する．

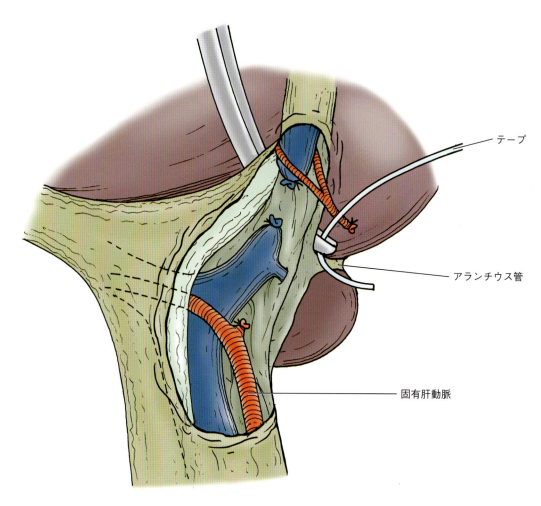

図14 左肝管テーピング
左グリソン鞘が腹側へ立ち上がる部位からアランチウス管の腹側へ鉗子を進めテーピングを行う．

術後チェックポイント

 肝門板断端や胆管断端，動脈断端，門脈断端から出血がないか確認する．

 剝離した肝門板や胆管断端から胆汁漏がないか胆汁リークテストを行い確認する．

起こりやすい合併症

1 術後出血
ドレーン排液の性状に注意する．排液量の急激な増加や，排液が血性となった場合は採血，造影 CT などを行い出血源の検索を行う．

2 胆汁漏
術後ドレーンの性状に注意する．当科では，連日ドレーン排液の総ビリルビン濃度，直接ビリルビン濃度を測定し，問題ない場合は術後 2 日目にドレーンを抜去している．

文 献

1) Couinaud C, 二村雄次訳. COUINAUD 肝臓の外科解剖. 東京：医学書院；1996.
2) Takasaki K, Kobayashi S, Tanaka S, et al. Highly anatomically systematized hepatic resection with Glissonean sheath cord transection at the hepatic hilus. Int Surg 1990; 75; 73-7.
3) 岡本英三. 肝癌に対する肝切除－グリソン系脈管処理を先行する系統的区域・亜区域切除の提唱－. 消外セミナー 1986; 23: 229-41.

1章　肝臓

肝切除術の基本（肝部分切除・肝外側区域切除：腹腔鏡下）
（Laparoscopic Partial Hepatectomy／Laparoscopic Left Lateral Sectionectomy）

▶▶ 大目祐介[*1]，本田五郎[*2]
（[*1] がん・感染症センター都立駒込病院肝胆膵外科，[*2] 新東京病院消化器外科）

手技のゴール

- 低難度領域である外側区域と前下区域（S2，S3，S4下，S5，S6）に対する腹腔鏡下肝部分切除と腹腔鏡下肝外側区域切除を安全に行える．➡ 1～5, 5′～9′
- 腹腔鏡の拡大視効果と尾側背側からの視野を活かしたアプローチの利点を理解し，活用できる．➡ 3～5, 5′～9′
- 腹腔鏡下に安全に肝臓を授動できる．➡ 3, 5′
- 腹腔鏡下に安全に肝実質を離断できる．➡ 5, 6′
- 外側区域に流入するグリソン枝（G2，G3）と主肝静脈（左肝静脈）を安全に処理することができる．➡ 7′, 8′

≫ 手技の適応・目的

- 適応は，基本的に開腹手術と同様である．ICGR$_{15}$（ICG負荷試験値）を含めた血液検査を行い，幕内基準[1)]を参考に，手術適応・肝切除許容量を評価する．
- 適応疾患は，肝細胞癌，転移性肝腫瘍などの悪性疾患から，肝内結石症，肝血管腫などの良性疾患まで多岐にわたる．肝内胆管癌については，脈管浸潤やリンパ節転移の可能性を考慮した慎重な検討が必要である．
- 胆道再建や血行再建を伴う肝切除は，腹腔鏡下手術の適応外である．
- 多発病変や腹腔鏡下での病変の同定・探索が困難な症例では，開腹手術より大幅に時間がかかったり，手術の確実性や安全性が低くなることが多いため，慎重な手術適応の判断が必要である．
- 心肺機能が著しく不良で中心静脈圧や気道内圧を低く保つことができない症例では，気腹圧によって換気が不十分になったり，肝静脈出血の制御が困難になることがあるため，慎重な手術適応の判断が必要である．

≫ 手術時の注意点

- 確実な surgical margin をとって切除する．
- 麻酔科医と連携して中心静脈圧を低く保ち，肝静脈性出血をコントロールしながら手術を行う．気道内圧は高くならないよう設定するが，低すぎると肺動脈ガス塞栓をきたしやすくなるので注意する[2)]．
- 良好な視野の中で肝実質を破砕して除去し，グリソン枝や肝静脈を離断面に露出して丁寧かつ確実に処理しながら肝離断を進める．
- 肝実質の深部で，エネルギーデバイスを用いて盲目的に肝実質を挟み込んで離断すると，太い脈管を半切離して大出血に繋がることがある．

> **術前準備・チェック**

- 血液検査（B型肝炎ウイルス抗原やC型肝炎ウイルス抗体，肝胆道系酵素，腫瘍マーカー，$ICGR_{15}$〈ICG負荷試験値〉）を行い，肝機能を評価するとともに耐術能をチェックする．
- ダイナミックCT（早期動脈相・後期動脈相・門脈相・平衡相）は腫瘍の評価だけでなく，肝臓内での脈管と腫瘍の位置関係を把握するために有用である．ただし，腎機能不良例や造影剤アレルギーを有する症例では施行できない．
- EOB・プリモビスト造影MRIは，CTや他の検査と比較して，より微小な腫瘍を検出することができる．
- 可能であれば，3D画像構築を用いて術前シミュレーションを行い，腹腔鏡下手術の視点から腫瘍と脈管の位置関係を把握し 図1 ，切除肝容量・残肝容量を測定する．

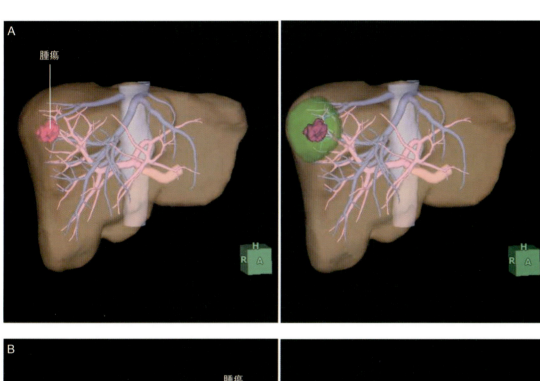

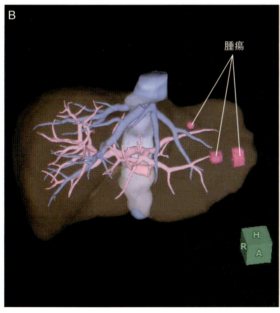
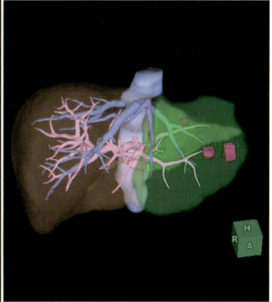

図1 3D画像構築を用いた術前シミュレーション
A：腫瘍はS8の表層近くに存在する．
B：腫瘍はS2に1個，S3に2個存在する．
腫瘍と脈管の位置関係を把握する．切除肝容量・残肝容量を測定する．緑色の領域は切除予定領域を表す．

> **手術体位**

- 外側区域切除や左葉の病変に対する部分切除では両手を広げた仰臥位，右葉病変の部分切除では下半身は仰臥位のままで上半身のみを30～45度左側に傾けた体位とする 図2．
- 手術中は基本的に頭高位とし，手術の場面に応じて左右に傾斜させる．右葉病変の切除においては，60度程度まで右側高位に傾斜させることがある．
- 術者は患者右側に，助手，スコピストは患者左側に立つことが多い．S6やドーム下寄りの病変に対しては，術者が患者左側に，助手が右側に立つ方が操作しやすい場合がある．

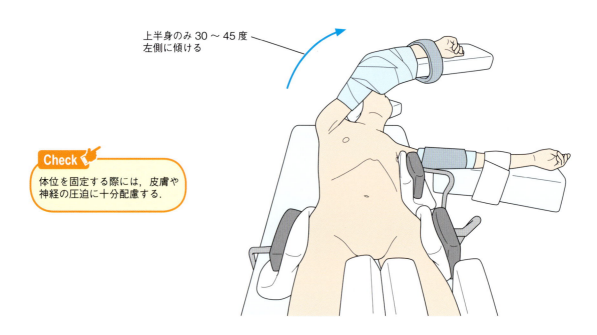

Check
体位を固定する際には，皮膚や神経の圧迫に十分配慮する．

上半身のみ30～45度左側に傾ける

図2 右葉病変の切除における体位
上半身を左側に傾けることで，重力により右葉が正中側に移動する．

手術手順

1. ポート配置・気腹 …………………………… p.39
2. Pringle法 …………………………………… p.40
3. 肝授動 （point）……………………………… p.42
4. 術中超音波検査 ……………………………… p.44

肝部分切除の場合

5. 部分切除における肝実質離断 （point）…… p.45

肝外側区域切除の場合

5'. 外側区域切除における肝授動 ……………… p.49
6'. 外側区域切除における肝実質離断 ………… p.50
7'. グリソン枝（G2, G3）の切離 ……………… p.51
8'. 左肝静脈の切離 （point）…………………… p.53
9'. 切除肝の摘出とドレーン留置，閉腹 ……… p.54

手術手技

1 ポート配置・気腹

- 症例に応じてポート配置やポート数は若干異なるが，肝臓は肋弓下のラインより頭側に位置するため，ポートは基本的に肋弓下に等間隔に並べる 図3．肋弓下から離れて足側にポートを設置すると，そこから挿入したデバイスは臍のポートから挿入したカメラと平行に近い配置になるため，デバイス先端が視認し難くなる．肋弓下のポートから挿入したデバイスの先端は比較的視認しやすい．
- 気腹圧は 10 〜 12mmHg とする．
- 肝静脈からの出血を抑えるために，麻酔科医と綿密に連携をとり，中心静脈圧，気道内圧の調整を行うことが重要である[2]．

左葉病変に対する部分切除・外側区域切除
- 左最外側の 5mm ポートは不要な場合もあるが，出血などの不測の事態に備えて，2本目の助手用ポートとして設置しておく．なお，図3A は最も典型的な位置を示しており，外側区域の形状や腫瘍の位置によってポート位置は若干異なる．

右葉病変に対する部分切除
- 右肋弓下に沿うようにポートを配置する 図3B．右葉の脱転が必要な場合は，心窩部のポートを剣状突起右側のできるだけ頭側に設置する．

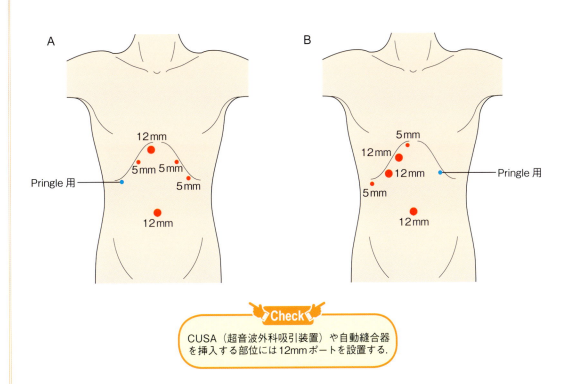

> **Check**
> CUSA（超音波外科吸引装置）や自動縫合器を挿入する部位には12mmポートを設置する．

図3 ポート配置
A：左葉病変に対する部分切除・外側区域切除．
B：右葉病変に対する部分切除．
圧迫止血や術野展開のためのガーゼの出し入れにも 12mm ポートが必要になる．真の低侵襲を目指して，ポートの数やサイズを減らすことよりも出血の少ない安全な手術を心掛けるべきである．

2 Pringle法

- 肝実質離断を開始する前に，Pringle法の準備を行う．
- 流入血管（肝動脈と門脈）からの出血が抑制されるとともに，還流量が減少して肝静脈出血も減少する．
- シラスコン®カテーテルを用いて腹壁を通してターニケットを設置する[3]ことで 図4，開腹手術と同様の方法で容易に肝門部血流の遮断，解放が可能となる．
- 出血のないドライな術野が維持できない場合は，Pringle法を開始する．

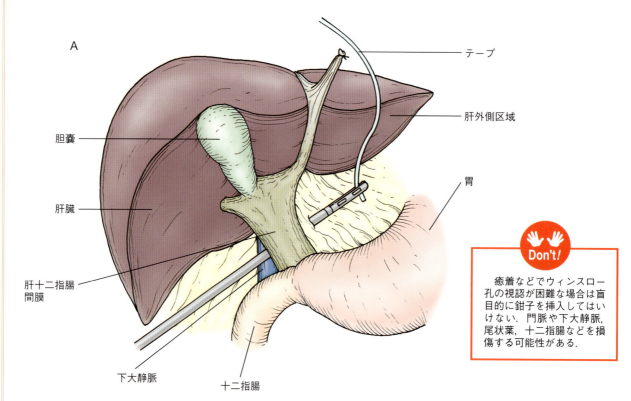

肝十二指腸間膜を一括して確実にテーピングする．

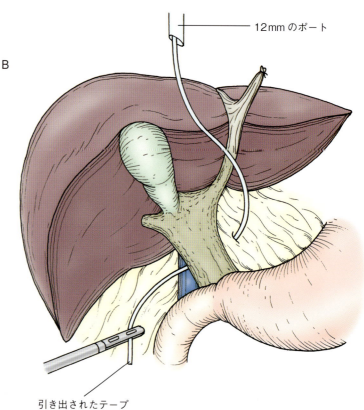

図4 Pringle法

A：ウィンスロー孔を視認しながら，鉗子を右肋弓下最外側のポートから直接ウィンスロー孔を通して小網側へ挿入し，小網を切開して鉗子先端を出しておく．

B：12mmのポートから挿入したテープの先端を鉗子で掴んで引き抜き，肝十二指腸間膜をテーピングする．テープの先端を初めに挿入したポートから引き出して，テープの両端を揃える．

Don't! 癒着などでウィンスロー孔の視認が困難な場合は盲目的に鉗子を挿入してはいけない．門脈や下大静脈，尾状葉，十二指腸などを損傷する可能性がある．

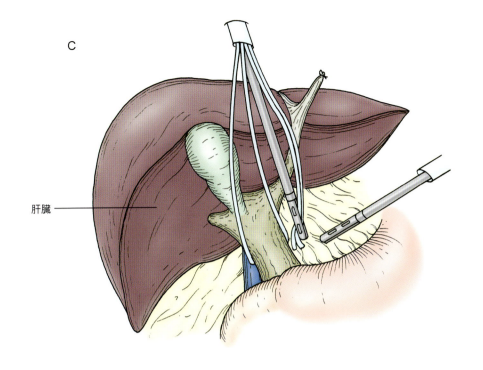

肝臓

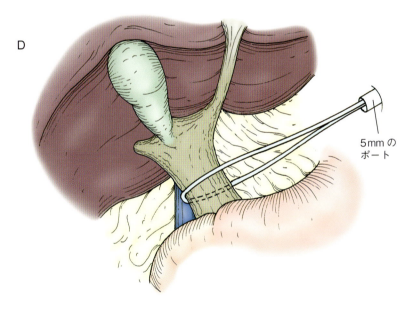

5mmの
ポート

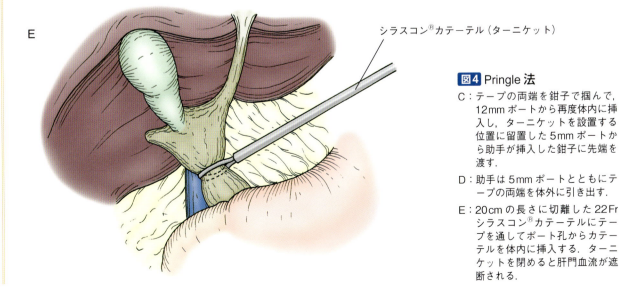

シラスコン®カテーテル（ターニケット）

図4 Pringle 法

C：テープの両端を鉗子で掴んで，12mm ポートから再度体内に挿入し，ターニケットを設置する位置に留置した 5mm ポートから助手が挿入した鉗子に先端を渡す．

D：助手は 5mm ポートとともにテープの両端を体外に引き出す．

E：20cm の長さに切離した 22Fr シラスコン®カテーテルにテープを通してポート孔からカテーテルを体内に挿入する．ターニケットを閉めると肝門血流が遮断される．

肝切除術の基本（肝部分切除・肝外側区域切除：腹腔鏡下）

③ 肝授動

- 腹腔鏡下手術では move the ground（手術対象の臓器ないし組織を移動させること）によってデバイスの動作制限を補うことが重要である．そのため，病変部位に応じて肝臓を十分に授動する．

肝左葉の授動 図5

- 肝鎌状間膜，左冠状間膜，左三角間膜（冠状間膜の最左側縁）を切離する．
- 下大静脈（IVC）周囲（左肝静脈流入部）は内側からアプローチして先に左肝静脈流入部を露出し，これをたどりながら剥離を進めることで，左肝静脈に合流する左下横隔静脈の損傷を回避する．
- 左三角間膜付近では，S2の肝実質が萎縮して間膜と見分けがつき難くなった薄い肝実質内を比較的太いS2のグリソン枝が走行していることがあるため，切離時には適宜クリップや結紮，エネルギーデバイスによる sealing（凝固切離）を行って，胆汁漏を予防する（切除部位に含まれる場合は不要）．

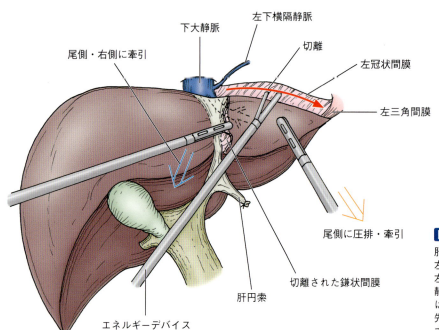

図5 肝左葉授動
肝鎌状間膜，左冠状間膜，左三角間膜（冠状間膜の最左側縁）を切離する．下大静脈周囲（左肝静脈流入部）は内側からアプローチして先に左肝静脈流入部を露出する．

肝右葉の授動 図6

- 肝鎌状間膜，右冠状間膜，右三角間膜（冠状間膜の最外側縁）を切離し，無漿膜野を剥離する．
- 横隔膜や右副腎を損傷しないように，肝臓に沿って間膜切離・剥離を行うが，その際，肝側にも残すべき線維性の薄い被膜構造がある．体位や肝臓，腎臓の圧排によって良好な術野を確保しながら剥離を進める．
- 下大静脈周囲（右肝静脈流入部）は先行して内側から剥離しておくことで，右肝静脈の損傷を回避する．外側からの剥離では右肝静脈の位置を誤認しやすく，思わぬ損傷をきたすことがある．

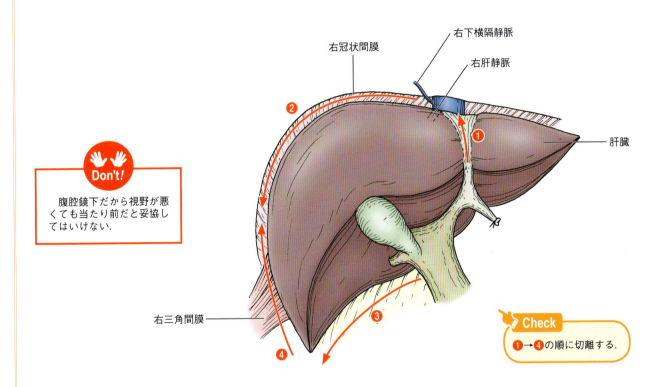

Don't! 腹腔鏡下だから視野が悪くても当たり前だと妥協してはいけない．

Check ❶→❹の順に切離する．

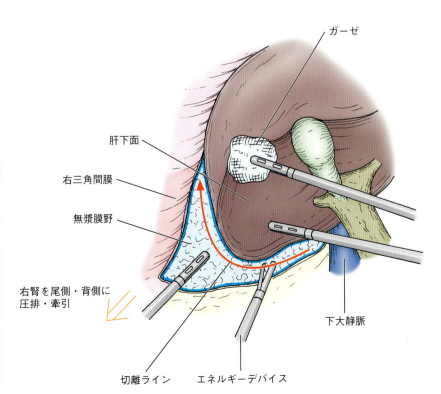

図6 肝右葉授動
肝鎌状間膜，右冠状間膜，右三角間膜（冠状間膜の最外側縁）を切離し，無漿膜野を剥離する．

手技のポイント

　右三角間膜は周囲の剥離が進むと，右葉を挙上する際に付着部の肝被膜が裂けることがあるため，早めに切離する 図7．

　尾側背側からの授動操作では，術者が左手で右腎を尾側背側に圧排し，助手が肝右葉を挙上する．肝臓を挙上する際には鉗子による肝実質の損傷に注意して，先端の幅が広がる圧排用のデバイスを用いたり，鉗子でガーゼを把持するなどして肝臓を愛護的に圧排する．

　なお，右葉前縁の低難度領域の部分切除においては，ほとんどの症例で三角間膜と冠状間膜，肝腎間膜の部分的な剥離によって十分な術野が確保できるため，本稿では下大静脈周辺や右副腎との間の剥離については割愛する．

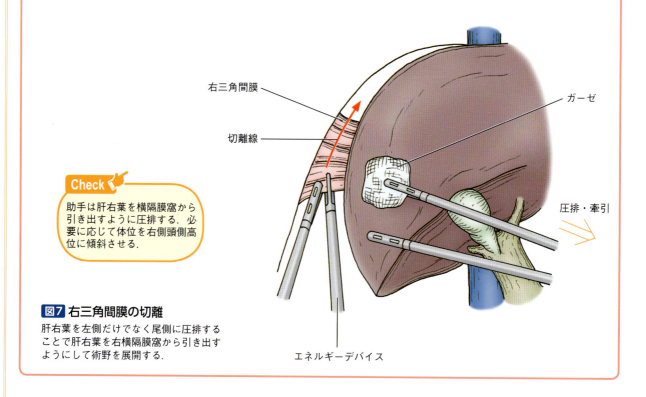

Check
助手は肝右葉を横隔膜窩から引き出すように圧排する．必要に応じて体位を右側頭側高位に傾斜させる．

図7 右三角間膜の切離
肝右葉を左側だけでなく尾側に圧排することで肝右葉を右横隔膜窩から引き出すようにして術野を展開する．

4 術中超音波検査

- 腹腔鏡下に超音波検査を行い，病変の局在と脈管との位置関係を把握し，切離ラインを決定する 図8．

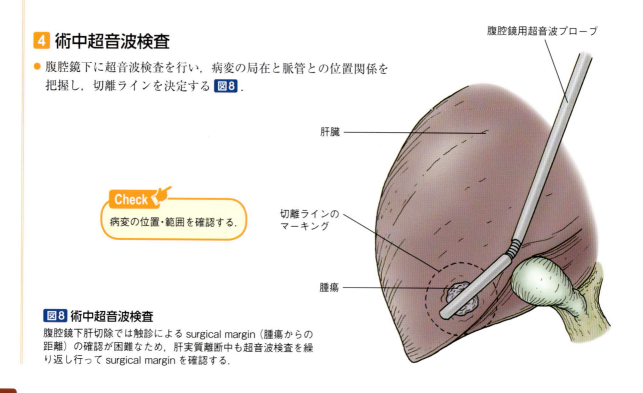

Check
病変の位置・範囲を確認する．

図8 術中超音波検査
腹腔鏡下肝切除では触診による surgical margin（腫瘍からの距離）の確認が困難なため，肝実質離断中も超音波検査を繰り返し行って surgical margin を確認する．

肝部分切除の場合

point 5 部分切除における肝実質離断

- 肝被膜および肝表面から深さ約5mmまでの肝実質は，超音波凝固切開装置で凝固と同時に離断する．それよりも深部の肝実質は，CUSA（超音波外科吸引装置）あるいはclamp-crushing法で離断する．
- いずれの方法を用いる場合も，糸状の細い脈管とともに肝実質を破砕して除去し，一定以上の太さの脈管を損傷なく露出する作業を基本とする．肝実質を破砕する際に肝実質を凝固しすぎると脈管の露出が困難になる．
- エネルギーデバイスを用いてclamp-crushing法を行う場合，エネルギー作用をactiveにしながら肝実質をまとめて挟み込むと，内部に太い脈管が含まれていることに気付かずに圧迫凝固してしまい誤って半切離することがあるため，原則的にclamp-crushing法はエネルギー作用をオフにして行う．離断面からのoozingに対する止血操作は，離断操作とは別に行う．
- 術者と助手が協調して良好な術野を保ちながら離断を進める 図9．

Check
術者と助手のそれぞれの鉗子で肝離断面を開くように展開し，move the groundなども活用して良好な視野を確保する．Pringle法と中心静脈圧の制御によってできる限りドライな術野を整える．

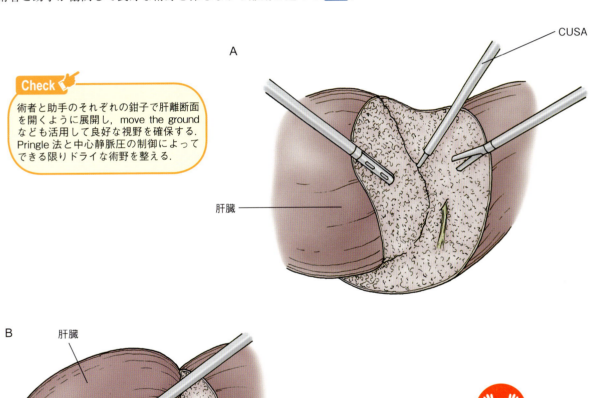

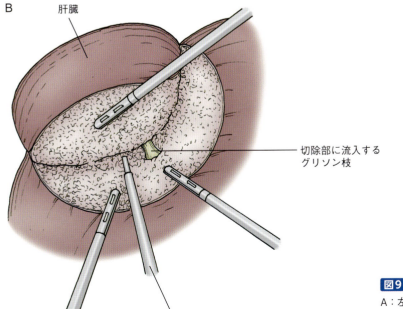

Don't!
腹腔鏡下だから視野が悪くても当たり前だと妥協してはならない．
エネルギー作用をactiveにしながら肝実質をまとめて挟み込んで凝固する手技はclamp-crushing法とは別の手技である．肝実質深部で行ってはならない．

図9 部分切除における術野展開
A：左右に開くように術野展開．
B：上下に開くように術野展開．

- 離断面に出現した脈管は，全周をしっかり剥離して背側に他の脈管や分枝がないことを確認してから切離する 図10．
- おおよその目安として2mm以下の径の脈管についてはエネルギーデバイスによるsealingのみで切離することも可能である．それ以上の径の脈管については，クリップまたは結紮して切離する．

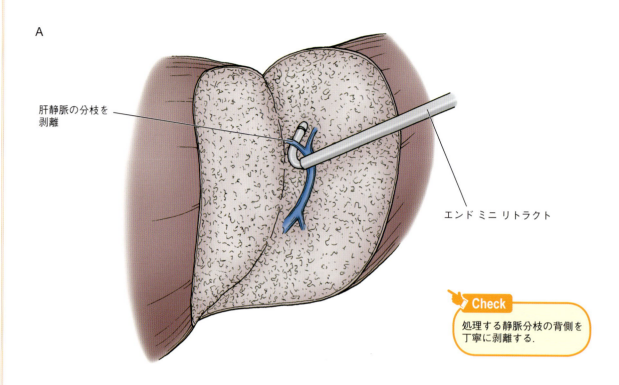

A

肝静脈の分枝を剥離

エンド ミニ リトラクト

Check
処理する静脈分枝の背側を丁寧に剥離する．

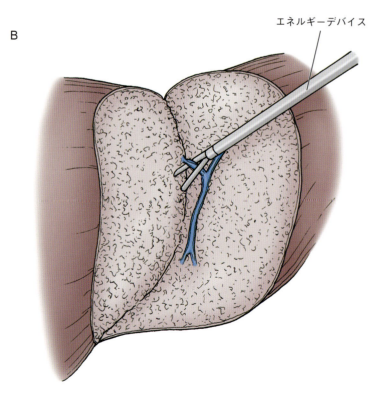

B

エネルギーデバイス

Check
出現した脈管の全周を確実に剥離してから処理する．脈管の径に応じてエネルギーデバイスで切離するかクリップして切離する．

Don't!
脈管の全周を剥離しないままに処理しようとすると，背側にある分枝や別の脈管を損傷し，制御困難な大出血をきたす可能性がある．

図10 脈管の処理
A：肝静脈の分枝を確保する．
B：肝静脈の分枝をエネルギーデバイスで切離する．

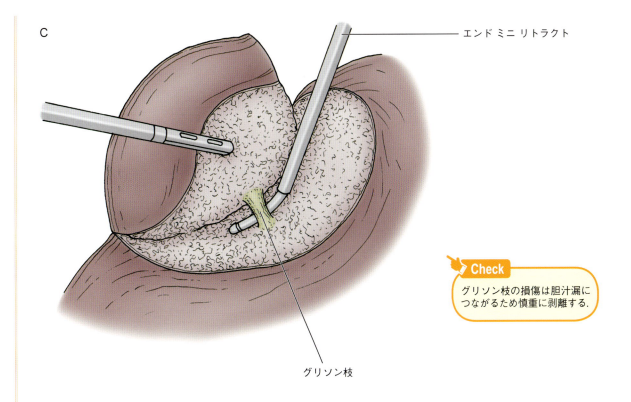

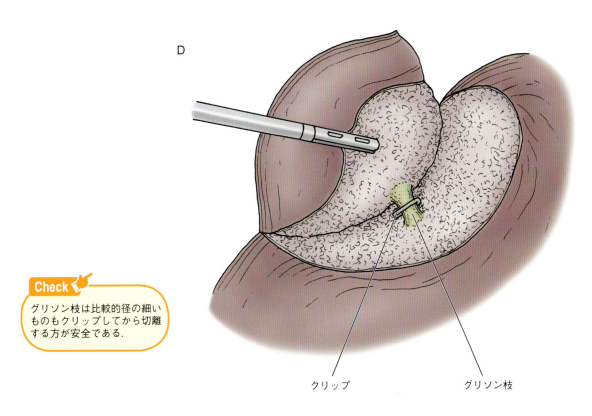

図10 脈管の処理
C：周囲を十分に剝離した後，グリソン枝を確保する．
D：グリソン枝をクリップして切離する．

手技のポイント

　離断面に出現した脈管を切離する際には，まず，脈管周囲の肝実質を十分に破砕・除去して，可能な限り背側の肝実質を薄くする．これにより，ブラインド操作を極力少なくして背面の剥離を行う．

　切り代として必要な長さで全周を剥離したら，エネルギーデバイスによる sealing またはクリップか結紮をした後に切離する 図11 ．

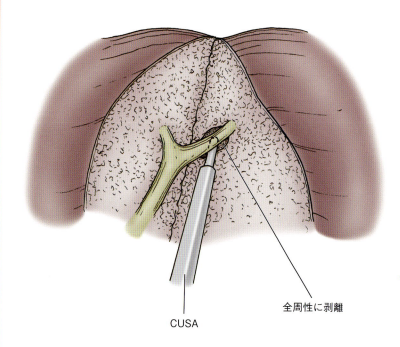

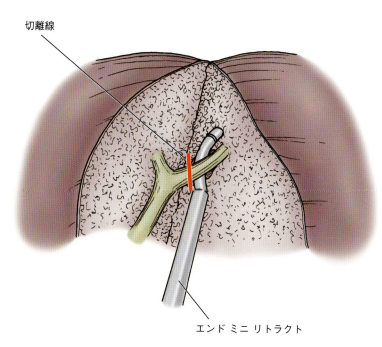

図11 脈管の背面の剥離
脈管の全周を剥離して確保した後に切離する．

肝外側区域切除の場合

5 外側区域切除における肝授動

- 肝円索を切離し，続けて鎌状間膜，冠状間膜を切開する．
- 左肝静脈の根部左縁を露出する 図12．この際，左下横隔静脈は左肝静脈の下大静脈流入部近傍に合流しており，損傷しないよう注意する．
- 左三角間膜を切離せずに肝離断終了後まで残しておくと肝外側区域が固定され，hangingテープを用いた離断面の展開が容易になることがある．

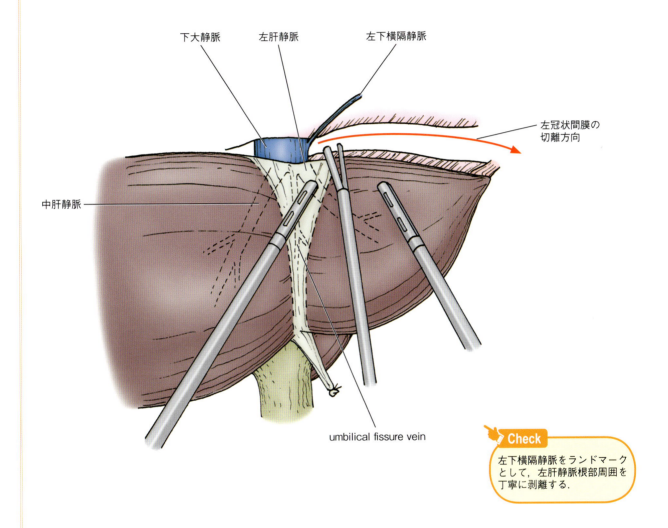

> **Check**
> 左下横隔静脈をランドマークとして，左肝静脈根部周囲を丁寧に剥離する．

図12 左肝静脈根部の露出
冠状間膜は内側から外側に向けて切離することで，左下横隔静脈損傷のリスクを回避できる．

6 外側区域切除における肝実質離断

- 肝鎌状間膜の付着部左側から先に露出した左肝静脈根部左縁に向けて切離ラインを設定する．
- 肝前縁から臍静脈板腹側の肝実質を離断して臍静脈板の腹側面を露出する 図13．
- 術者と助手が協調して左右に離断面を開くように展開しながら離断を進める．
- umbilical fissure vein（S3，S4領域間を走行する静脈分枝）の股裂き損傷に注意しながら肝実質離断を進める．
- 露出した臍静脈板の腹側面から連続してグリソン枝のG3とG2の根部を露出する．

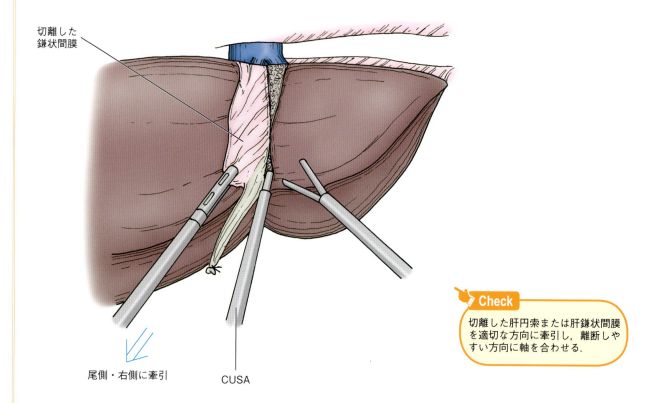

Check
切離した肝円索または肝鎌状間膜を適切な方向に牽引し，離断しやすい方向に軸を合わせる．

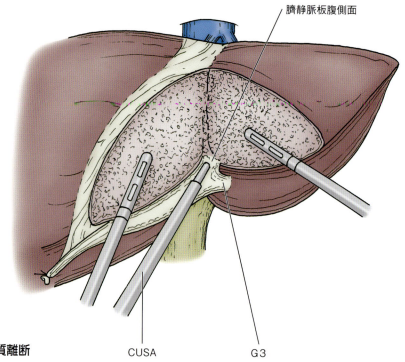

Check
臍静脈板腹側面を積極的に露出することで確実にG3，G2根部を確保できる．術者と助手が協調して術野を展開し，臍静脈板腹側を露出するように肝実質を離断する．

Don't!
切離ラインが左肝静脈根部から離れる方向に流れるとG2の最背側分枝を残すラインに誤って入りやすいので注意する．

図13 肝外側区域切除における肝実質離断

7 グリソン枝（G2，G3）の切離

- 肝臓をめくり上げて，肝背側（肝門に面する側）の肝実質を門脈臍部左縁に沿って離断すると，G3，G2根部の全周が剥離される．
- G3，G2根部にテープをかけて，切り代の長さを確保した後に，クリップあるいは自動縫合器を用いて切離する 図14 ， 図15 ．

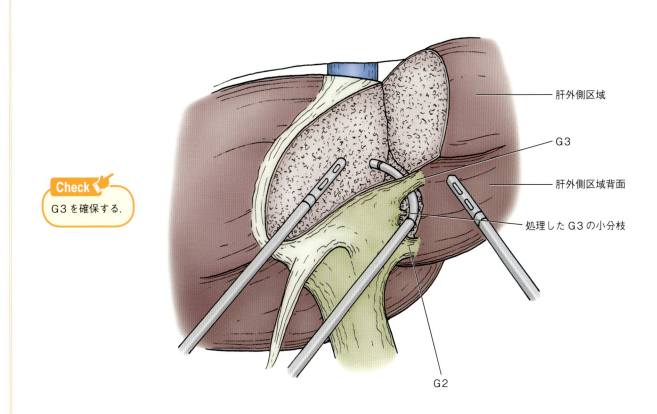

Check G3を確保する．

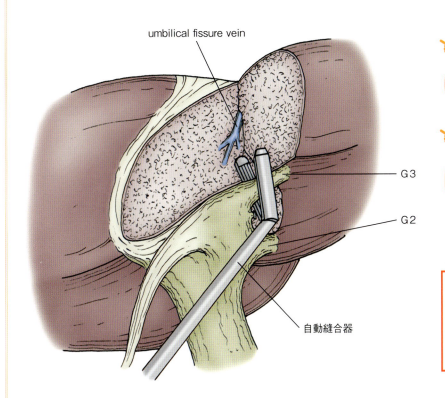

Check G3周囲の肝実質を除去し，十分にスペースを確保した後に自動縫合器でG3を切離する．

Check G3根部付近から分岐する細かい分枝をおもにsealingして切離した後に，G3本幹を確保すると切り代の長さを確保できる．

Don't! 自動縫合器で切離する際には，奥側の肝実質が十分に離断されていないと，自動縫合器の先端でumbilical fissure veinを損傷しやすい．

図14 G3の確保・切離

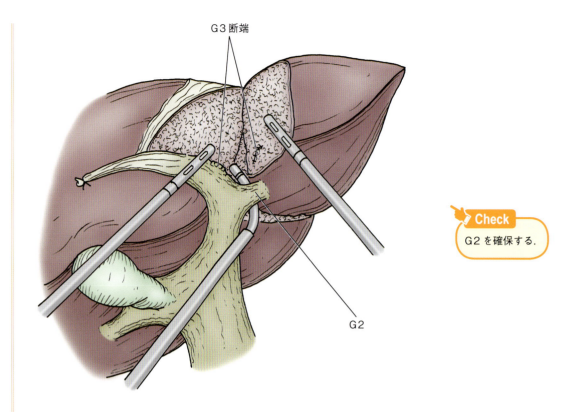

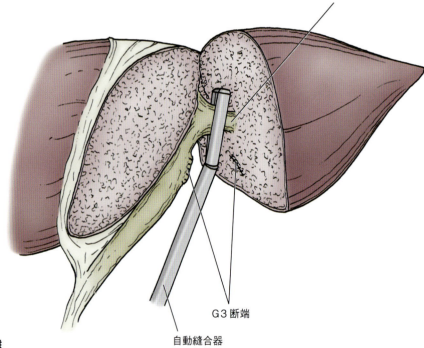

図15 G2の確保・切離

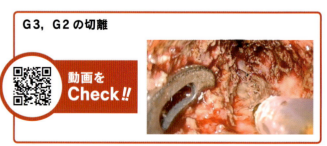

G3, G2の切離

https://gakken-mesh.jp/app/webroot/ds/004las/3-1.html

point
8 左肝静脈の切離

- G2切離後にさらに肝実質離断を進めると，左肝静脈の根部が露出するので，自動縫合器で切離する 図16．

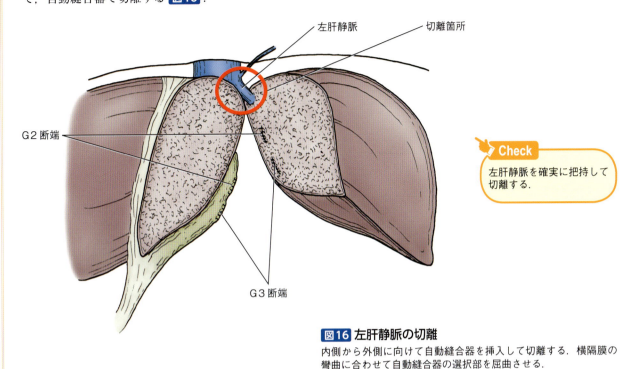

> **Check**
> 左肝静脈を確実に把持して切離する．

図16 左肝静脈の切離
内側から外側に向けて自動縫合器を挿入して切離する．横隔膜の彎曲に合わせて自動縫合器の選択部を屈曲させる．

手技のポイント

　左肝静脈と中肝静脈は通常共通幹を形成している．外側区域を牽引することで共通幹が予想以上に引き出されるので，狭窄にならないよう意識的にやや末梢側で左肝静脈を切離する 図17．

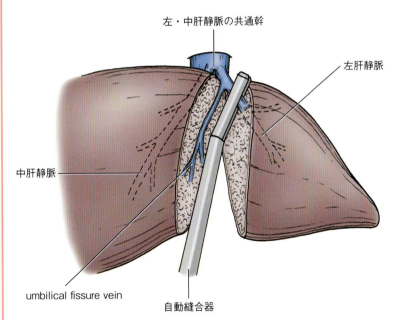

図17 左肝静脈切離時の注意点
自動縫合器を使用する場合は，共通幹が狭窄しないよう注意して切離する．

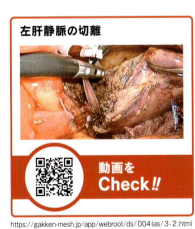

左肝静脈の切離
動画をCheck!!
https://gakken-mesh.jp/app/webroot/ds/004las/3-2.html

9 切除肝の摘出とドレーン留置，閉腹

- 切除終了後，臍窩の創を延長して標本を体外にし，再度気腹して止血を確認する．気腹圧を解除した状態で止血が得られているかを確認する．
- グリソン枝処理部を中心に胆汁漏がないことを確認する．
- 離断面にドレーンを留置する 図18．
- 腹腔鏡で腹腔内から観察しながら全てのポートとシラスコン®カテーテルを抜去し，創部からの出血がないことを確認する．
- 標本を摘出した小開腹創と12mmポート創は，筋膜を縫合閉鎖して閉腹する．

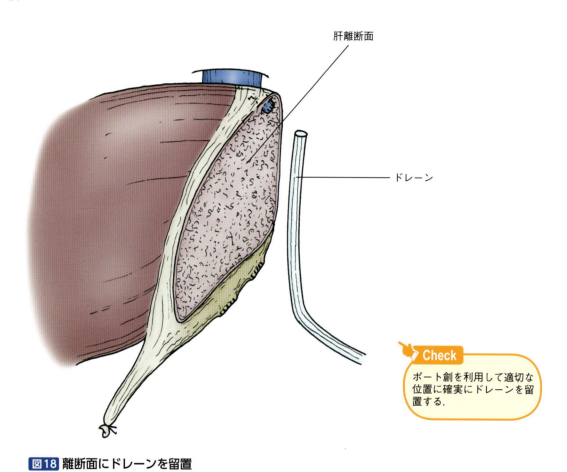

Check
ポート創を利用して適切な位置に確実にドレーンを留置する．

図18 離断面にドレーンを留置
出血や胆汁漏の有無の確認を目的としてドレーンを留置する．

術後チェックポイント

- ☑ バイタルや血液検査，ドレーンからの排液量とその性状を観察し，残肝機能や胆汁漏の有無を確認する．
- ☑ 中心静脈圧を低くするために，術中輸液量をかなり制限しているので，術後血管内脱水の状態に陥りやすいことを念頭に，輸液管理を行う．
- ☑ ドレーンからの排液に異常がなければ，術後早期（2〜4日）にドレーンを抜去する．
- ☑ 肝硬変患者では術後に腹水が貯留することがあるため，体重測定などで腹水貯留を評価し，必要があれば利尿薬を用いて腹水コントロールを行う．

起こりやすい合併症

1 術後出血
特に，術直後のドレーン排液の性状と量に注意が必要である．

2 胆汁漏
術後2〜3日，ドレーンの性状を確認し，出血や胆汁漏がないことを確認する．

　胆汁漏が発生した際には，ドレーンを留置したままドレナージを継続する．ドレーン造影で離断型か非離断型かを確認し，良好なドレナージを得るためにドレーンの位置を調整する．難治性胆汁漏では，内視鏡的逆行性胆管膵管造影（endoscopic retrograde cholangiopancreatography；ERCP）での経乳頭的なドレナージを検討する．

3 胸腹水貯留
X線や超音波検査で胸腹水貯留をチェックする．必要に応じて，利尿薬の投与や穿刺ドレナージを検討する．

4 浮腫
体重測定などで体液貯留を評価する．利尿薬の投与を行う．

5 肝不全
肝硬変患者や大量肝切除後は，特に注意が必要である．

文献

1) 幕内雅敏，高山忠利，山崎　晋，ほか．肝硬変合併肝癌治療のstrategy．外科診療 1987; 29: 1530-6.
2) Kobayashi S, Honda G, Kurata M, et al. An Experimental Study on the Relationship Among Airway Pressure, Pneumoperitoneum Pressure, and Central Venous Pressure in Pure Laparoscopic Hepatectomy. Ann Surg 2016; 263: 1159-63.
3) Okuda Y, Honda G, Kurata M, et al. Useful and convenient procedure for intermittent vascular occlusion in laparoscopic hepatectomy. Asian J Endosc Surg 2013; 6: 100-3.

1章 肝臓

解剖学的肝切除術（区域切除）
（Anatomical Hepatectomy／Segmentectomy）

▶▶ 片桐　聡（東京女子医科大学附属八千代医療センター消化器外科）

手技のゴール
- 肝門部で肝離断に先行した脈管処理ができる．➡ 5
- 肝静脈を露出した肝離断ができる．➡ 6
- 出血量を減らすための手技ができる．➡ 7

》手技の適応・目的
- 解剖学的肝切除は系統的肝切除とも言われ，肝区域切除，亜区域切除がこれにあたる．
- 区域切除として外側区域切除，内側区域切除，前区域切除，後区域切除，中央2区域切除があり，亜区域切除としてS2からS8までCouinoud分類に沿った切除がある[1]．S1は特殊な亜区域であり，系統的切除はほとんど行われてはいない．また，亜区域よりもさらに小さな単位での肝切除である区画切除（cone unit resection）がある．
- 肝細胞癌，転移性肝癌，腫瘤形成型肝内胆管癌などに対して用いられる術式で，腫瘍の大きさ，肉眼型，局在，肝機能により切除領域が決まる．
- 基本的には肝門部領域で脈管処理を先行し，その血流支配領域を確認，demarcation lineに沿った肝離断を行う．肝葉切除での脈管処理は個別処理法とグリソン鞘一括処理法があるが，区域切除と亜区域切除，区画切除ではそのほとんどの脈管処理法はグリソン鞘一括処理法となる[2,3]．
- 確実な血流支配領域を切除すれば，その切除断端には肝静脈本幹が露出する．

》手術時の注意点
- 肝臓の脈管解剖を理解する．また個々の症例においては脈管の解剖学的変異（特に門脈）には注意する．
- 出血量軽減に留意した対策を行い，実践する．

> **術前準備・チェック**

- 肝機能検査は必須であり，$ICGR_{15}$値とChild-Pugh分類の評価を行う．
- 腫瘍の局在部位の理解と，脈管の解剖学的変異検索のための画像診断を行う．可能であれば3D-CTを行う 図1．

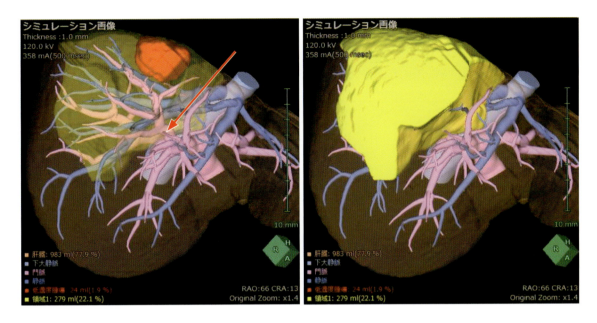

図1 術前のSYNAPSE-VINCENTによるシミュレーション（S8切除術）
S8の解剖学的肝切除における担癌グリソン枝（矢印）．

- 切除予定領域の体積計算を行い，術後の残存肝機能は算出しておく 図2[4]．

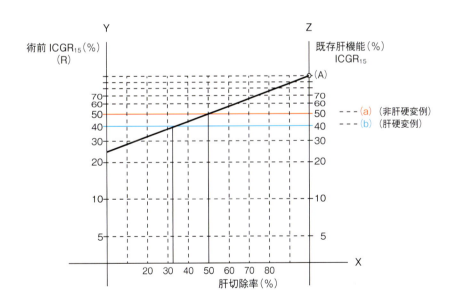

図2 高崎式肝切除率・残肝機能対応表（簡便法）
① Y軸上に術前$ICGR_{15}$の値をおく（R）．
② この（R）点と（A）点とを直線で結ぶ．
③ この直線により切除率（X軸）に対応する術後残存肝機能がZ軸上に求められる．
④ 逆に非肝硬変例では(a)，肝硬変例では(b)の線と対応する切除率が許容最大切除率である．
　例．術前$ICGR_{15}$が25％の場合，非肝硬変例では50％，肝硬変例では33％までが許容最大肝切除率となる．
（高崎 健．肝硬変併存肝癌の切除術式の選択基準—安全性，根治性を考慮に入れた切除範囲の調整とそれに必要な手術手技の工夫—．日消外会誌 1986; 19（9）：1881-9．より引用一部改変）

解剖学的肝切除術（区域切除）

> **手術体位**

- 肝左葉領域，前区域領域の切除は仰臥位で行う．
- 後区域領域は約30度の左半側臥位をとる．患者右手は頭側に挙上しておくと肋間が開き開胸操作がしやすい．さらに手術台の約10度左側へのローテーションにより視野は確保される．第9肋間から臍までの斜め胴切りで開胸開腹する 図3．

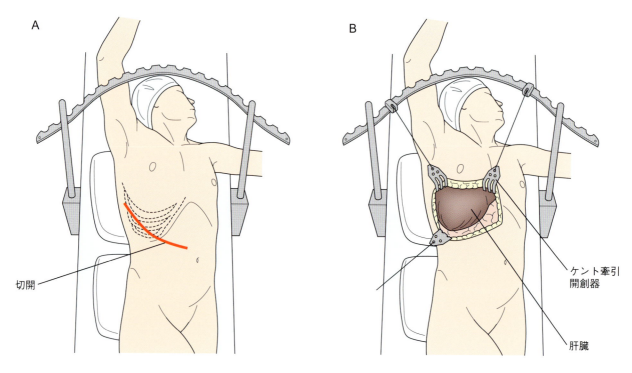

図3 後区域切除における左半側臥位からの右斜め胴切り切開法
A：右斜め胴切り切開．
B：ケント牽引開創器での牽引．

- 肝離断前に約10度の頭位挙上による頭高位（reverse Trendelenburg position）をとることで中心静脈圧が下がり，簡便な肝静脈出血制御法となる[5] 図4．麻酔科医の協力のもと，輸液量制限や，低換気麻酔も中心静脈圧低下に有効となる．

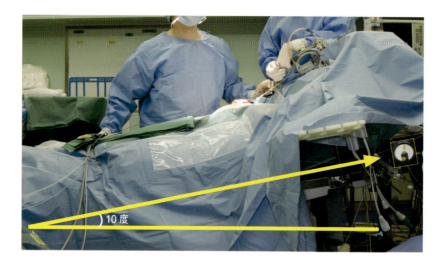

図4 約10度の頭位挙上による reverse Trendelenburg position

手術手順

1. 開腹 p.59
2. 肝円索と間膜の切離 p.60
3. 肝下部下大静脈テーピング p.61
4. 胆嚢摘出 p.61
5. 肝門部領域でのグリソン鞘一括処理 .... p.62 <!-- point -->
6. 肝離断 .... p.64 <!-- point -->
7. 肝静脈処理 p.67
8. 止血と閉腹 .... p.68 <!-- point -->

手術手技

- 解剖学的肝切除術（区域切除）は多岐にわたるため，前区域切除を中心に解説する．

1 開腹

- 前区域切除では，右肋軟骨や左腹直筋へ切り込まない J 字切開（非開胸）で行う．
- 開創器はケント牽引開創器を使用する．リトラクターを高く設定し，横隔膜と肝臓の間に作業スペースを確保する 図5 ．肋骨からアーチまでの高さは，拳 2 個分以上確保する．

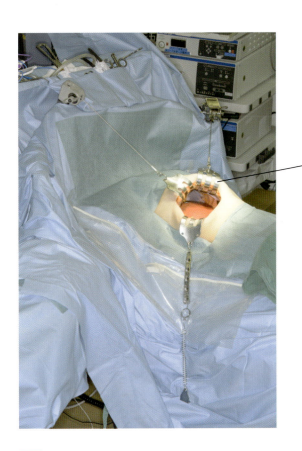

図5 ケント牽引開創器による高位牽引
（片桐 聡，ほか．肝後区域切除術．消化器外科 臨時増刊号 2017; 40 (5): 727. より引用）

> **Check**
> 視野が不十分（肥満など），肝硬変，肝静脈近傍局在症例など大量出血が危惧される時は，躊躇なく大切開で開胸開腹する．

2 肝円索と間膜の切離

- 肝円索を結紮切離し，結紮糸にペアン鉗子をかけておく．ペアン鉗子を牽引することで肝門部が展開される．
- 鎌状間膜を肝側で切離し，中肝静脈根部前面まで行う．続いて右冠状間膜から右三角間膜，肝腎間膜，無漿膜野の剥離を行う 図6．
- 下大静脈靭帯の切除や，右肝静脈根部背側の剥離の必要性は乏しく，左手での右肝保持が可能な所で終了する．

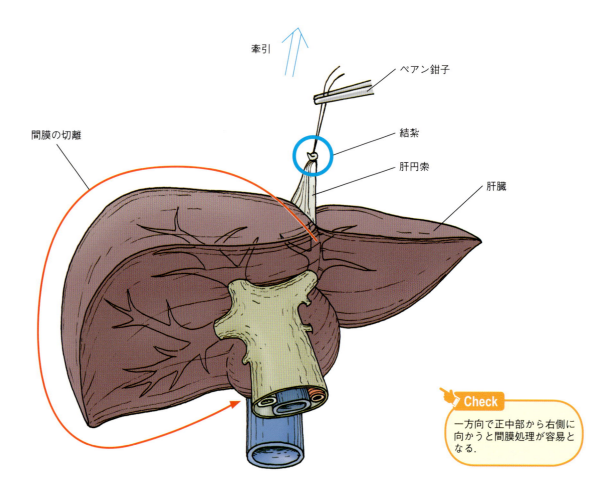

Check
一方向で正中部から右側に向かうと間膜処理が容易となる．

図6 一方向からの間膜切離

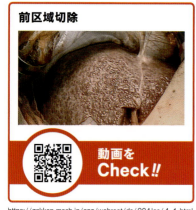

前区域切除

動画をCheck!!

https://gakken-mesh.jp/app/webroot/ds/004las/4-1.html

3 肝下部下大静脈テーピング

- 肝静脈出血は中心静脈圧に左右されるため,肝下部下大静脈を遮断する[6] 図7 .

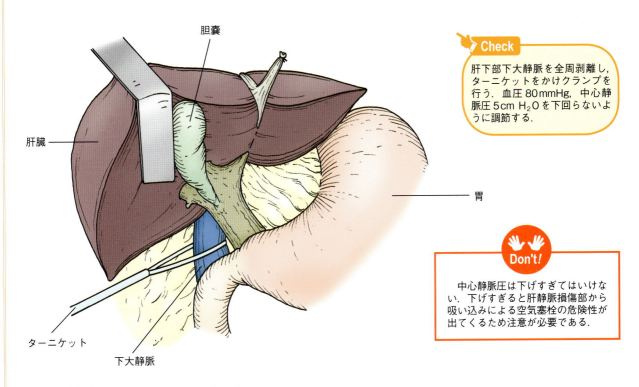

Check
肝下部下大静脈を全周剥離し,ターニケットをかけクランプを行う.血圧80mmHg,中心静脈圧5cm H_2O を下回らないように調節する.

Don't!
中心静脈圧は下げすぎてはいけない.下げすぎると肝静脈損傷部から吸い込みによる空気塞栓の危険性が出てくるため注意が必要である.

図7 肝下部下大静脈テーピング

4 胆嚢摘出

- 肝十二指腸間膜内に切り込まないように胆嚢壁に沿って胆嚢摘出を行う 図8 .

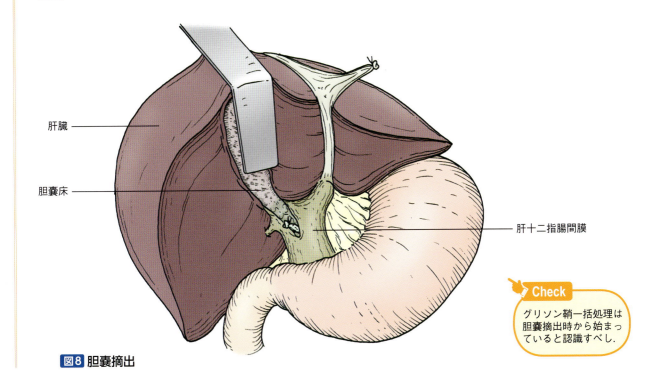

Check
グリソン鞘一括処理は胆嚢摘出時から始まっていると認識すべし.

図8 胆嚢摘出

5 肝門部領域でのグリソン鞘一括処理

- 胆嚢摘出に続いてCalot三角部背側結合織（胆嚢板）を肝外グリソン鞘の腹側面が露出するように切離する 図9．

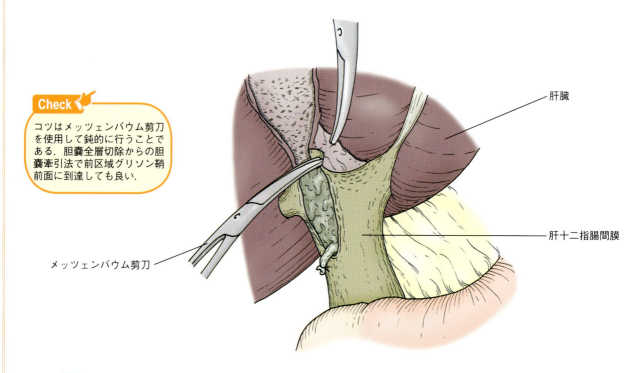

> **Check**
> コツはメッツェンバウム剪刀を使用して鈍的に行うことである．胆嚢全層切除からの胆嚢牽引法で前区域グリソン鞘前面に到達しても良い．

図9 グリソン鞘一括処理

- 一次分枝グリソン鞘から直接肝内に分岐する細い枝を数本認める．4-0糸を用いて確実に処理する．
- グリソン鞘背側面の剥離は確実な目視で剥離する．テーピングは無理に行うと，鞘内の胆管，門脈や，背側の尾状葉枝を損傷する．
- 鉗子を通すことができればネラトンチューブ（3号）でテーピングする 図10．

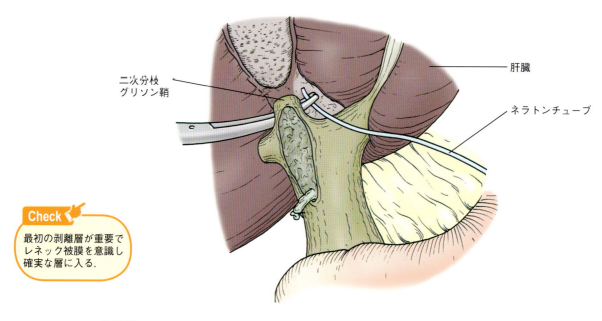

> **Check**
> 最初の剥離層が重要でレネック被膜を意識し確実な層に入る．

図10 テーピング

手技のポイント

　第3助手は肝円索を垂直に引き上げ，第2助手は肝門部を正面視できるように幅の狭い鉤を肝実質とグリソン鞘の境界部から約1cm肝側に置き，頭側に牽引する．第1助手は左手第2指と第3指で肝十二指腸間膜を挟むか，またはPringle鉗子をかけて鉗子ごと膵側に牽引する．

　これにより肝被膜とグリソン鞘の境界に適度な緊張が加わりグリソン鞘処理が容易になる．Y字を意識したformationをとる 図11．

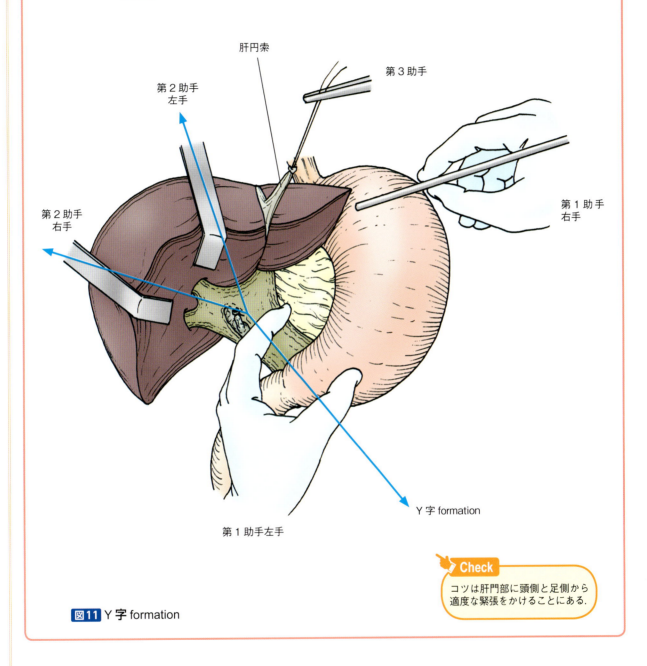

> **Check**
> コツは肝門部に頭側と足側から適度な緊張をかけることにある．

図11 Y字formation

解剖学的肝切除術（区域切除）

- 二次分枝グリソン鞘の結紮は，テーピングしたネラトンチューブを膵側に牽引し，肝側で1号糸の単純結紮と針付2-0糸の刺通結紮を行う 図12．

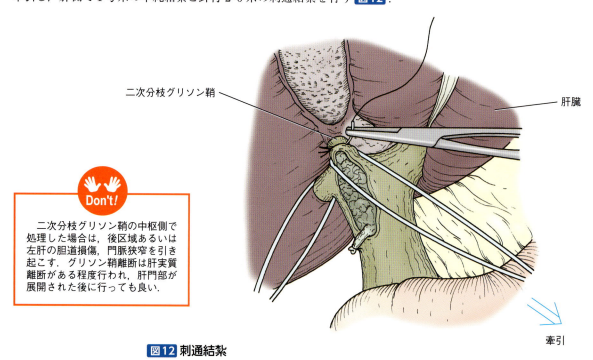

Don't!
二次分枝グリソン鞘の中枢側で処理した場合は，後区域あるいは左肝の胆道損傷，門脈狭窄を引き起こす．グリソン鞘離断は肝実質離断がある程度行われ，肝門部が展開された後に行っても良い．

図12 刺通結紮

point
6 肝離断

- Rex-Cantlie line（いわゆる右葉と左葉の境界．一般的にはカントリーライン〈Cantlie line〉と呼称される）からの肝実質離断を行う．
- 前区域グリソン鞘結紮部と demarcation line 図13 を結んだ"面"を肝内離断面とする．
- グリソン系からの出血制御目的に肝十二指腸間膜を一括遮断する（Pringle法）．10〜15分間の遮断と5分間の解放を繰り返し行う．
- 中肝静脈の末梢枝を切除し，中肝静脈右壁を露出させていく．

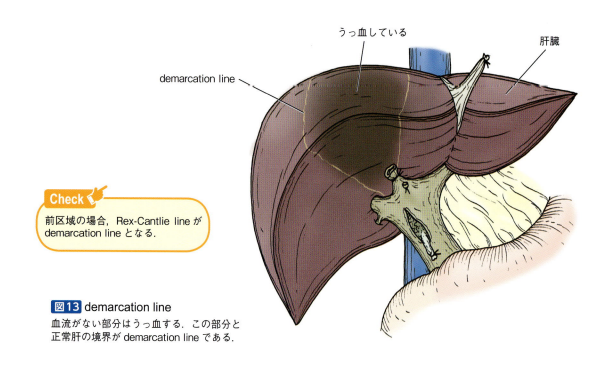

Check
前区域の場合，Rex-Cantlie line が demarcation line となる．

図13 demarcation line
血流がない部分はうっ血する．この部分と正常肝の境界が demarcation line である．

- 中肝静脈と右肝静脈根部まで肝離断を行う 図14 .
- 術者と第一助手が demarcation line の左右にかけた指示糸を均等な力で把持，挙上しながら適度な緊張を肝離断面にかける．

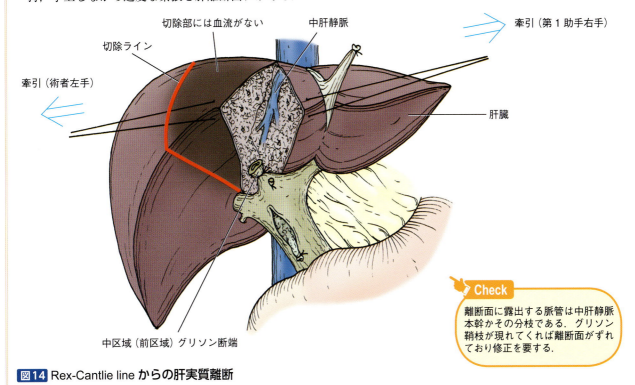

Check
離断面に露出する脈管は中肝静脈本幹かその分枝である．グリソン鞘枝が現れてくれば離断面がずれており修正を要する．

図14 Rex-Cantlie line からの肝実質離断

手技のポイント

中肝静脈と右肝静脈根部が見えたところで左側肝離断は終了する．尾状葉まで切り込む必要はなく，肝部下大静脈が見えてはならない 図14 ．

- 同様に demarcation line の左右の指示糸を牽引し，前後区域境界の肝離断を行う．
- 右肝静脈末梢枝を確認し，その左壁を露出させながら頭側へ向かう 図15 .

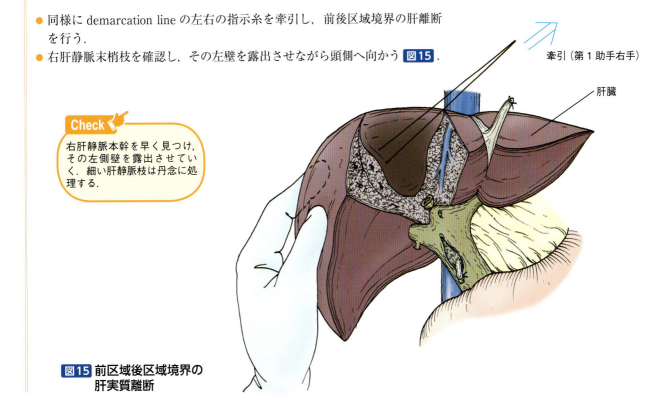

Check
右肝静脈本幹を早く見つけ，その左側壁を露出させていく．細い肝静脈枝は丹念に処理する．

図15 前区域後区域境界の肝実質離断

解剖学的肝切除術（区域切除）

手技のポイント

　肝離断が進んだところで前・後区域の離断面と左肝・前区域の離断面を癒合させ，一つの面を形成させる．適度なカウンタートラクションをかける目的で左手を挿入し，肝臓を把持しても良い 図16．

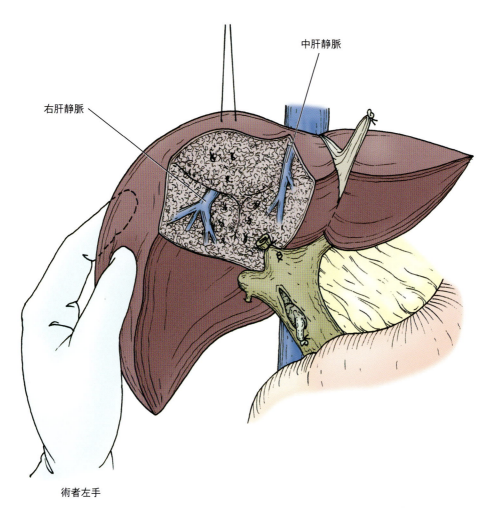

Don't!

　切離デバイスは多種多様でそれぞれに長所短所があり，一概には機器の有用性の比較はできないため，術者に合った器材を使用することが重要である．CUSAとペアン鉗子はよく用いられているが，肝臓の組織は破砕，吸引し，残った脈管を結紮または電気デバイスで切離するといった一連の操作は同じ行程である．
　異なったものとは認識すべからず．

図16 前・後区域と左肝・前区域の離断面の癒合

7 肝静脈処理

- 中肝静脈，右肝静脈を確認しながら頭側に向かう 図17．
- 肝静脈末梢の二股部分での静脈損傷はすぐに止血縫合をせずに，出血形態を確認し，出血点をツッペルガーゼで圧迫止血しながらその周囲の肝離断を進める．さらに，切除肝側の末梢肝静脈を切断し，損傷した主肝静脈の孔が肝実質離断面の"底"から"壁"にしたところで縫合を行う．

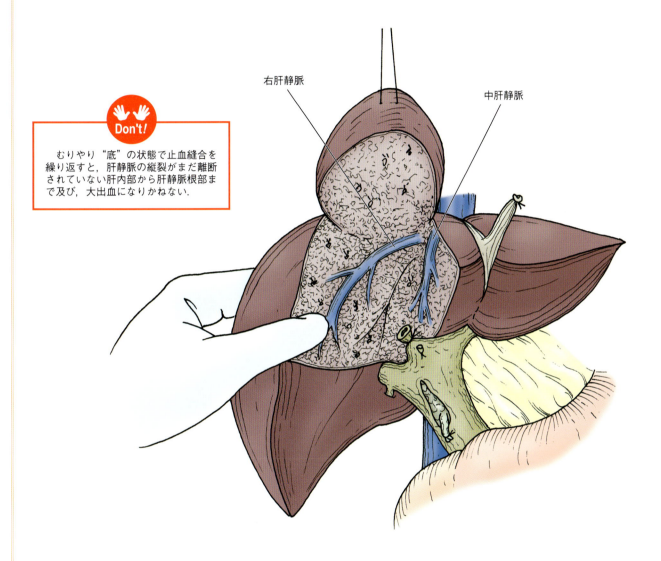

Don't!
むりやり"底"の状態で止血縫合を繰り返すと，肝静脈の縦裂がまだ離断されていない肝内部から肝静脈根部まで及び，大出血になりかねない．

図17 前区域頭側，右肝静脈周囲の離断

point
8 止血と閉腹

- 十分な止血を行う．
- グリソン鞘処理部や中肝静脈と右肝静脈周囲，肝実質断端部，脱転した右副腎剥離部には注意を要する．
- ドレーンは閉鎖式で肝断端部に1本のみ挿入し，術後に胆汁漏がなければ2日で抜去する 図18．

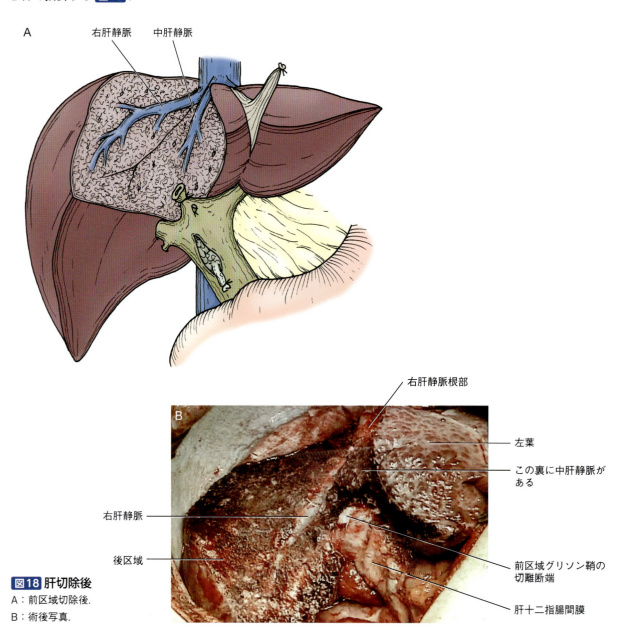

図18 肝切除後
A：前区域切除後．
B：術後写真．

手技のポイント

　手術後には執刀医が必ず標本整理を行う．これは外科病理の重要性と，前区域の形状を理解する必要があるためである．

　肝切除は三次元的要素が強く，切除標本の形が術式や個人により多種多様である．切除標本のイメージがない中での肝切除は無理が生じる．前区域の形状が粘土で形作れるくらいまでのイメージがあって初めて前区域切除を行うことが可能になる．

術後チェックポイント

 十分な止血を行う．
 胆汁漏は丹念に縫合するが，肝門部近傍では縫合による胆管狭窄にも注意が必要である．

起こりやすい合併症

1 出血（動脈性，門脈性，肝静脈性）

末梢血換算でドレーン排液量が 100 mL/ 時以上を再開腹止血術の目安とする．また，ドレーン排液量の急激な増加や血圧低下，頻脈，腎臓は出血の target organ となるため急激な尿量減少には出血を考える．肝硬変例は生体予備力が乏しく容易に多臓器不全に移行するため，正常肝での肝切除例よりも早期に再開腹へ踏み切る[7]．

2 胆汁漏（肝門部からか，末梢枝からか）

ドレーンは基本的には 1 本のみである 図19．胆汁漏がある時に術後に瘻孔造影やチューブ調整をすぐに行うと膿瘍腔を広げてしまう．1 週間は術直後のドレーン位置のままで経過を追う．その間に下腹部に腹水を認めれば胆汁性腹膜炎と診断し，ダグラス窩にもう 1 本ドレナージチューブを挿入する．

術後瘻孔造影は施行時期が重要となる．

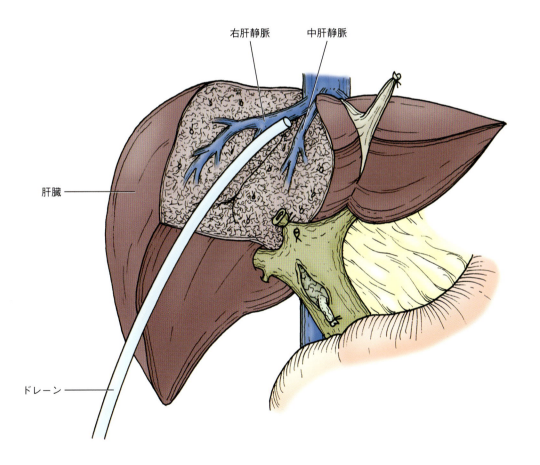

図19 胆汁漏に対するドレナージ

解剖学的肝切除術（区域切除）

3 腹水・胸水

慢性肝炎・肝硬変例に多い．早期の食事摂取と，経口利尿薬と分岐鎖アミノ酸を投与する．アルブミン製剤投与も効果的である．胆汁漏を合併した時の腹水は汎発性腹膜炎に移行することがあるため注意を要する．この場合は，ダグラス窩へドレーンを挿入しドレナージを行うか，開腹洗浄が必要な場合もある．

4 肝不全

術後残存肝機能を算出し遵守することが重要である．それでも肝不全に移行する症例はある．感染が引き金となっていることが多いため，感染治療を行う．経口栄養は重要であり，栄養が十分に摂取できなければ完全静脈栄養法（total parenteral nutrition；TPN）ではなく経腸栄養を行う．

5 肺炎，肺梗塞など

早期離床，弾性ストッキング着用，リハビリを行う．

文献

1) Couinaud C. Surgical anatomy of the liver revisited. Self-printed, Paris, 1989.
2) 高崎　健，小林誠一郎，田中精一，ほか．グリソン鞘処理による新しい系統的肝切除術．手術 1986; 40: 7-14.
3) Takasaki K. Glissonean pedicle transection method for hepatic resection. A new concept of liver segmentation. J Hepatobiliary Pancreat Surg 1998; 5: 286-91.
4) 高崎　健．肝硬変併存肝癌の切除術式の選択基準－安全性，根治性を考慮に入れた切除範囲の調整とそれに必要な手術手技の工夫－．日消外会誌 1986; 19 (9): 1881-9.
5) Yoneda G, Katagiri S, Yamamoto M. Reverse Trendelenburg position is a safer technique for lowering central venous pressure without decreasing blood pressure than clamping of the inferior vena cava below the liver. J Hepatobiliary Pancreat Sci 2015; 22: 463-6.
6) Otsubo T, Takasaki K, Yamamoto M, et al. Bleeding during hepatectomy can be reduced by clamping the inferior vena cava below the liver. Surgery 2004; 135: 458-64.
7) 片桐　聡，有泉俊一，小寺由人，ほか．肝切除術後腹腔内出血による再開腹例の検討．日腹部救急医会誌 2016; 36 (5): 843-7.

1章 肝臓

右肝・左肝切除術
(Right and Left Hepatectomy)

▶▶ 松井康輔，海堀昌樹（関西医科大学医学部外科学講座）

右肝切除術

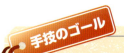

- 右肝の脱転が副腎剥離および短肝静脈の処理を行うことにより下大静脈腹側面まで十分にできる． ➡ 2
- 肝門部の脈管処理を安全確実にできる． ➡ 4
- 十分な中肝静脈露出を伴ったスムーズな離断面を心掛けた肝実質離断ができる． ➡ 5

≫ 手技の適応・目的

- 肝細胞癌および転移性肝癌で，右肝（S5, 6, 7, 8, 右側尾状葉）に局在した腫瘍に対して施行される．
- 絶対的適応としては，前区域および後区域グリソン鞘，または右肝静脈へ腫瘍が浸潤している場合となる．
- 相対的適応としては，前区域または後区域グリソン鞘を温存できるが右肝の多発腫瘍などの症例で，残肝機能・残肝容量が十分な場合が相当する．また，中肝静脈に腫瘍の浸潤を認めるような症例で，中肝静脈を再建することで残肝容量が保てる場合は，再建できることを条件に右肝切除を行うことがある．

≫ 手術時の注意点

- 右肝脱転の際において，副腎剥離および短肝静脈の処理を確実丁寧に行う必要がある．
- 肝門部の脈管処理において，グリソン鞘一括および個別処理の両手技を習得する必要がある．
- グリソン鞘一括での脈管処理を行う際は，レネック被膜を意識した右二次分枝グリソン鞘の確保が必要である．
- 肝実質離断は中肝静脈右側に沿った整った平面となる離断面を心掛ける．

≫ 術前準備・チェック

〈肝機能および残肝容量の評価〉

- CT，MRIおよび超音波検査などの画像所見を十分検討し，進行度ならびに病変部位の確認を行う．右肝切除では大量肝切除となることが多いため，残肝機能および残肝容積の評価はより厳密に行う．残肝の機能としては，$ICGR_{15}$（ICG負荷試験値）およびアシアロシンチグラフィによる評価を行う[1〜3]．

- 残肝容積は，肝切除術前シミュレーション 図1 を用いた3D-CTにより切離予定線を設定することで，実際の離断とほとんど同様のシミュレーションが可能となる．
- 正常肝であれば残肝30％以上を目安に，それ以下であれば右肝切除の3～4週間前に経皮経肝門脈塞栓術を施行し，右肝の萎縮，左肝の肥大を図る．障害肝であれば，残肝40～50％ほどを目安に経皮経肝門脈塞栓術を施行する．
- また脈管バリエーションの多い領域のため，3D-CTによる血管および胆管構築像を作成し，残肝の脈管が切除領域に含まれないかを確認しておく必要がある．

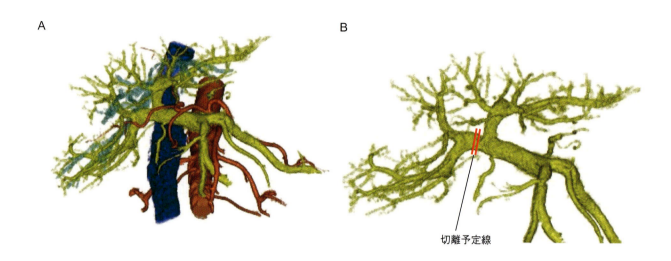

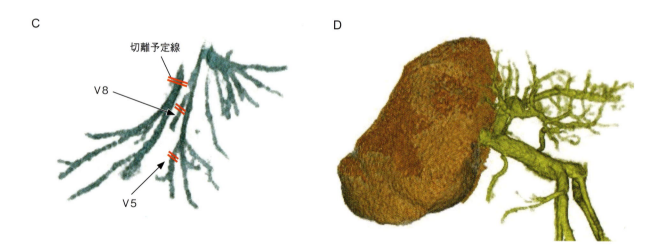

図1 肝画像診断
A：3相ヘリカルCTの画像より作成した3D画像．
B：門脈の切離予定線．
C：肝静脈の切離予定線．
D：門脈右枝の支配領域をもとに切除肝体積（および残肝体積）が算出可能．

〈全身状態の評価〉
- 高齢患者に対しては，心機能および肺機能評価は必須であり，術前呼吸リハビリテーションなどを行うことが望ましい．また上部・下部内視鏡検査を行い，多臓器癌の有無を確認する．
- 肝機能が低下している場合は，食道静脈瘤の有無の確認を行う．その際，F2以上かつレッドカラーサイン陽性の食道静脈瘤を認めた場合は，あらかじめ内視鏡的静脈瘤結紮術（endoscopic variceal ligation；EVL）などの処置を行っておく．

» **手術体位**

- 硬膜外麻酔と気管内挿管麻酔の併用による一般的な全身麻酔下の仰臥位で行う 図2.
- 肺梗塞予防に，下肢に波動マッサージ器の装着や，弾性ストッキングを着用する．
- ケント式リトラクターによる高位牽引（アーチから胸骨までの高さが握り拳約2個分）を行う．両肋骨弓にタオルをかけ，ケント鈎（右側に2個，左側に1個）を装着する．

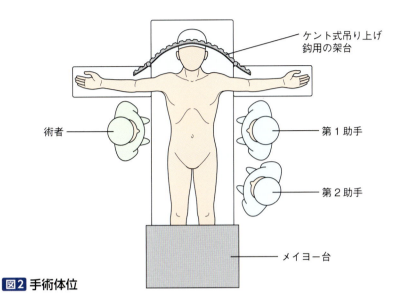

図2 手術体位

手術手順

1. 開腹 p.73
2. 右肝の脱転と短肝静脈の処理 p.74
3. hanging maneuver p.77
4. 肝門部の脈管処理 p.78
5. 肝実質の離断と中肝静脈の処理 p.81
6. 右肝静脈の切離 p.83
7. 胆汁漏試験とドレーン挿入・閉腹 p.84

手術手技

1 開腹

- 通常は右季肋下切開で開腹するが，S7，S8の巨大腫瘍などの右肝静脈根部の視野確保が十分でないと予想された場合は，第9肋間でのJ字切開（開胸開腹）を行う 図3．

A 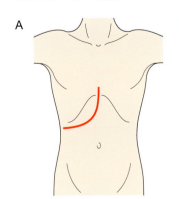　B 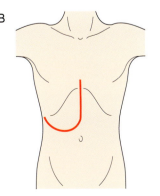　C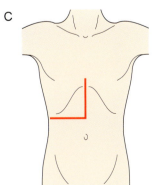

図3 右肝切除術に用いられる皮膚切開
A：右季肋下切開．
B：J字切開．
C：逆L字切開．

- 肝鎌状間膜を切離し，肝円索を結紮切離する．開創器にはケント式吊り上げ鈎を用い，アーチを高めに設置し十分な視野を得ることが重要である 図4 ．

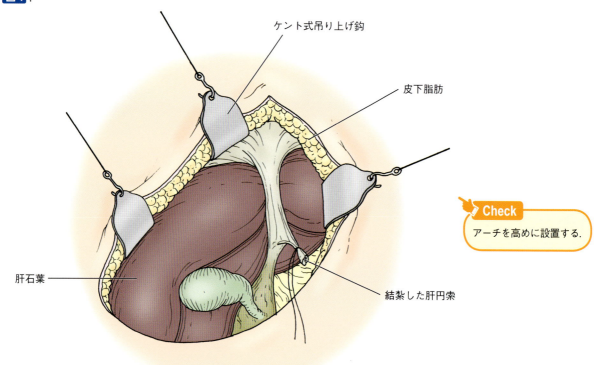

図4 術野展開

point
2 右肝の脱転と短肝静脈の処理

- 右肝の脱転に先立ち，肝鎌状間膜を肝臓より切離し，漿膜切離を横隔膜下で左右に約5cm広げる．疎な結合組織を注意深く分けていき，肝上部下大静脈右縁および右肝静脈と中肝静脈の分岐部を剥離露出し確認しておく 図5 ．

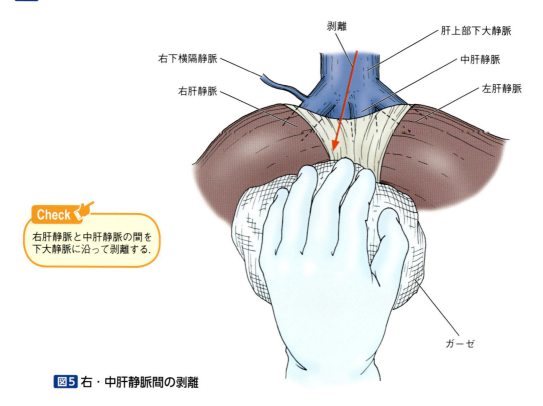

図5 右・中肝静脈間の剥離

- 次に，助手に右肝を左斜めに牽引させ，後区域下端から横隔膜側の壁側腹膜と肝側腹膜の電気メスによる切開を開始する．この際，助手はガーゼを置いた右手で肝臓を把持し，さらに必要に応じて左手で右腎を尾側へ牽引して視野を展開する．
- 術者は肝腹膜境界部の約 1～2 cm 右側の横隔膜を鑷子やケリー鉗子で把持し，肝臓の反対側へ牽引する．電気メスでこの部を切開すると，肝臓と横隔膜間の疎な結合組織である無漿膜野（bare area）が存在し，ここを肝表面に沿って切離を進める．頭側は下大静脈靭帯から右副腎の頭側まで，尾側は下大静脈前面まで剥離を進める．
- 右副腎は肝右葉と生理的に癒着しており，この癒着が強固な場合や副腎静脈を損傷した場合には多量出血をきたす危険性があり注意が必要である 図6．

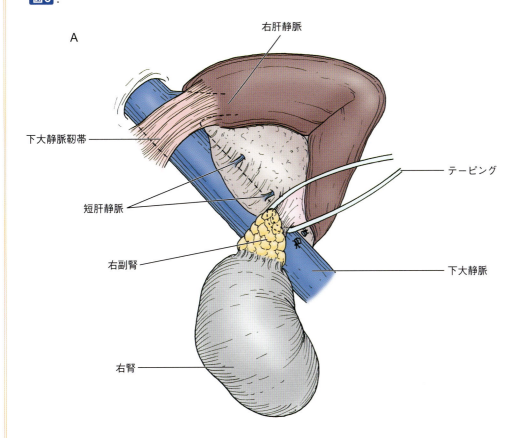

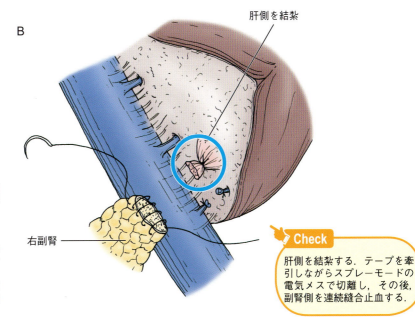

図6 右副腎の剥離
A：右副腎と肝臓との間で下大静脈に沿わすように鉗子を挿入し，右副腎頭側へ貫通させテーピングを行う．その際，短肝静脈へ流入する副腎静脈の損傷に注意する．
B：右副腎と肝臓との癒着が強固な場合は，肝側を結紮し，スプレーモードの電気メスで副腎側を切離した後，4-0 プロリーン®などを用いて落ち着いて連続縫合すれば安全に止血が可能である．

Check
肝側を結紮する．テープを牽引しながらスプレーモードの電気メスで切離し，その後，副腎側を連続縫合止血する．

- 続いて，短肝静脈の処理を行う．短肝静脈は肝背側から下大静脈へ流入する血管で5〜10本程度であり，長さは3〜6mm程度．短く脆弱であるため結紮糸が逸脱して思わぬ出血をきたす可能性がある．
- 短肝静脈周囲の剥離を肝被膜損傷とならないよう，しっかり確実に行い，直角鉗子により結紮糸を通し慎重に結紮する．短肝静脈の頸が得られない場合や静脈径が約10mm程度の場合，肝側は結紮し，下大静脈側には血管鉗子をかけて切離後，5-0プロリーン®などの血管縫合糸で連続縫合閉鎖する．
- 下大静脈右縁には，右肝静脈分岐部の右側を取り囲むように存在する線維性結合組織である下大静脈靱帯が存在する．この靱帯は右肝静脈との間を慎重にケリー鉗子で剥離貫通し結紮切離とするが，靱帯の幅が広い場合は血管鉗子をかけ，切離した後に連続縫合閉鎖する 図7 ．

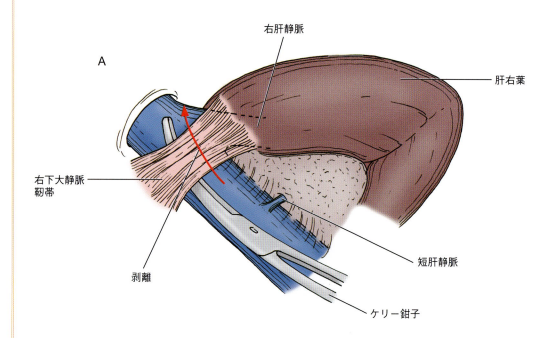

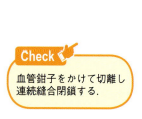

Check
血管鉗子をかけて切離し連続縫合閉鎖する．

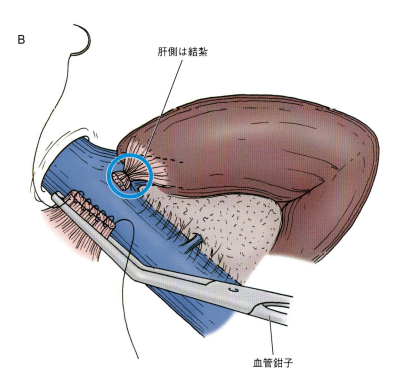

図7 右下大静脈靱帯の切離

A：下大静脈靱帯の剥離の際，右肝静脈根部や短肝静脈を損傷する危険性があり，ケリー鉗子の先端を下大静脈より遠ざかる方向にゆっくりと剥離を進めていくことが重要である．

B：下大静脈靱帯が幅広い場合，分割して処理を行うと思わぬ出血を招く場合があるため，肝側も同様に鉗子をかけて連続縫合閉鎖することでより安全に処理が可能である．

point
3 hanging maneuver

- 前段階の手術操作である右肝の脱転と短肝静脈の処理を行った場合，右肝静脈を下大静脈足側から頭側へ向けて，ケリー鉗子などを先行操作で行っていた右・中肝静脈間の方向へ挿入することで右肝静脈確保が容易にできる．hanging maneuver[4]は，巨大腫瘍などで右肝の脱転が実施できない場合に主に行われる方法である．

- hanging maneuverとは，下大静脈腹側と肝臓の間にテープを通過させ肝離断時にこれを挙上する方法である．下大静脈前面に安全な空間を確保でき，肝離断を下大静脈に進める際の切離線の指標となる．また，肝静脈系からの出血も軽減させることができる．

- 操作の手順は 図8 ❶〜❸である．❶肝冠状間膜の処理を進めると，右肝静脈と中肝静脈の分岐部を確認することができる．ここへ鉗子を挿入し，頭側から右・中肝静脈の間を剥離する．❷次に尾状葉突起部背側で下大静脈前面の数本の短肝静脈を結紮切離しておく．❸肝下部下大静脈前面を弱彎のケリー鉗子を直視下に慎重に挿入し，先に頭側から剥離した右・中肝静脈間へ到達することにより貫通が完了し，テープを通す．

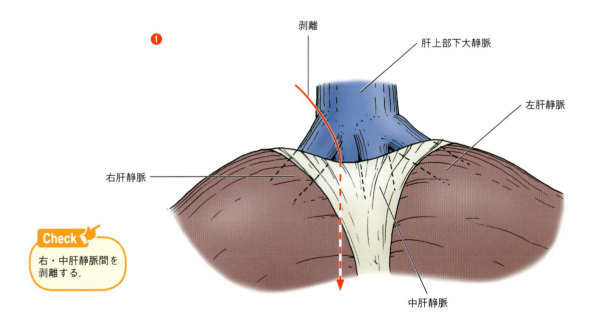

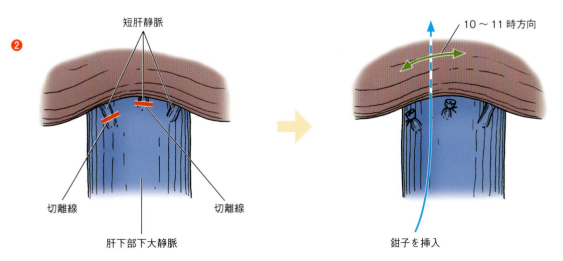

図8 hanging maneuver
❶：右肝静脈と中肝静脈の分岐部の確認．
❷：短肝静脈の結紮切離．

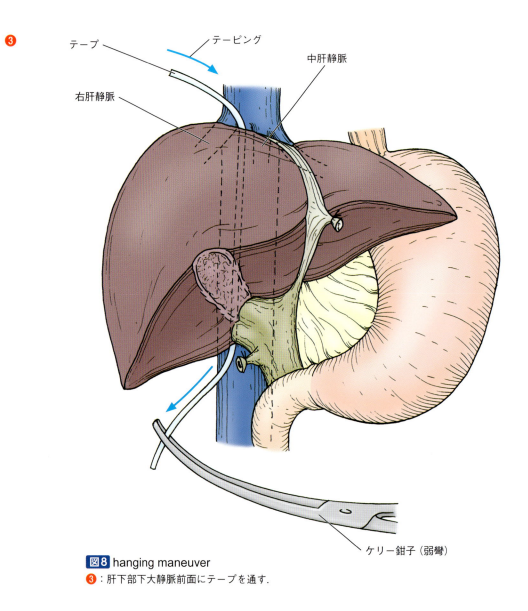

図8 hanging maneuver
❸：肝下部下大静脈前面にテープを通す．

- 下大静脈の腹側10時〜11時方向に幅約1cmの静脈分布の少ない部位が存在し，これを目標として前述の手技を慎重に進めることが推奨されている．

point
4 肝門部の脈管処理

- 肝門部の脈管処理はグリソン鞘一括処理法と，右肝へ向かう右肝動脈・右門脈枝・右胆管枝をそれぞれに結紮切離する方法（個別処理法）がある．グリソン鞘一括処理はレネック被膜を意識した剥離操作であり，経験を積めば操作は単純であり短時間に施行可能である．しかし肝門部グリソン鞘への浸潤を認める腫瘍や，胆管内進展の肝内胆管癌，門脈・胆管内腔へ腫瘍栓を形成する腫瘍ではグリソン鞘一括処理法は避けるべきであり，脈管および胆管をそれぞれ個別に処理することが必要である．本稿では，レネック被膜に基づくグリソン鞘一括処理に関して解説する．
- レネック被膜は1806年にLaennecが提唱した肝固有被膜であり，無漿膜野を含む全ての肝表面を覆うだけではなく，肝門部からグリソン鞘周囲に入り込み，肝内グリソン鞘周囲の肝実質を覆うとともに，主肝静脈周囲の肝実質を覆っている．その結果，グリソン鞘周囲とレネック被膜の間には間隙が存在し，主要なグリソン鞘は肝外一括確保が可能である[5]．

- まず，胆嚢板とともに胆嚢摘出術（胆嚢板胆摘）を行う．胆嚢板と肝実質との間には固有の肝被膜があり，肝実質を損傷することなく胆嚢を剥離することが可能である．
- 胆嚢板胆摘により，肝臓より剥離された胆嚢を患者の尾側へ牽引しつつ，メッツェンバウム剪刀2本を用いてレネック被膜を温存しながら，レネック被膜とグリソン鞘の間の剥離を進めることにより，そのまま前区域グリソン鞘および後区域グリソン鞘前面が明瞭に露出され，それぞれを確保することができる 図9．
- その際，丁寧に剥離を進めると肝実質に流入する細いグリソン鞘の分岐を確認することができ，これらを4-0絹糸などでできるだけ結紮切離する（しておくことで肝門部における胆管損傷を回避することができる）．

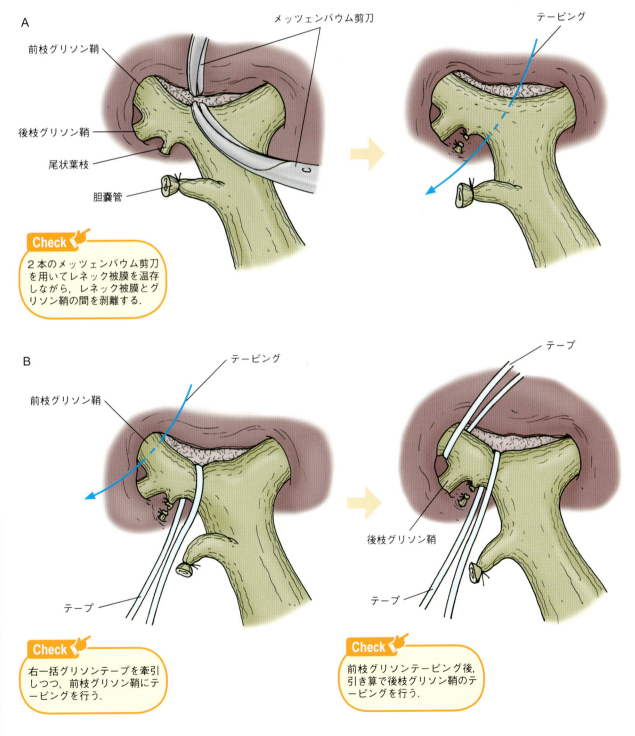

図9 右グリソン鞘一括処理

- また，右グリソン鞘一次分枝を確保するためには，前頭側の肝門部のグリソン鞘周囲とレネック被膜の間から正中をまっすぐ後背側へ剥離を進めることが必要である．少し右側へ寄れば尾状葉突起部へ向かう尾状葉枝が存在することに注意し，これを認めた場合は先行して尾状葉枝を結紮切離した後に右一次分枝を確保すると安全に行うことができる．
- グリソン鞘枝の結紮では，胆管・動脈・門脈のバリエーションにより肝左葉へ向かう脈管が巻き込まれる可能性があるため，術前CTなどで十分に精査確認しておく必要がある．さらに，手術中には結紮予定部にブルドック血管鉗子などで一時的に血流を遮断し，左葉の血流を術中超音波検査で確認することも必要である．
- グリソン鞘処理においては，前・後枝をそれぞれ個別に処理を行う必要がある 図10A．その際，グリソン鞘の結紮はできるだけ肝側で2重結紮を行い，さらに刺通結紮も必須である．肝側断端は鉗子をかけて縫合閉鎖する．
- また，腫瘍との距離により処理の余裕がない場合は，右グリソン鞘一次分枝に血管鉗子装着し連続縫合閉鎖を行う場合も存在する 図10B．ただし，グリソン鞘一次分枝での処理とする場合，術中胆道造影を行った上で左グリソン鞘の狭窄がないことを確認して行うべきである．

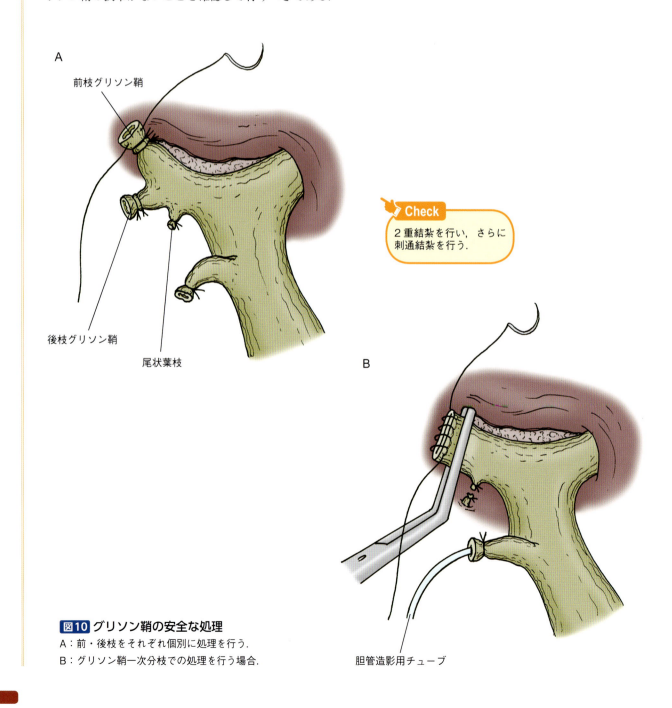

図10 グリソン鞘の安全な処理
A：前・後枝をそれぞれ個別に処理を行う．
B：グリソン鞘一次分枝での処理を行う場合．

> Check
> 2重結紮を行い，さらに刺通結紮を行う．

point
5 肝実質の離断と中肝静脈の処理

- 肝門部で右グリソン鞘を一括で遮断すると，肝表面に Cantlie line に沿った demarcation line が生じる．これに沿って肝被膜を電気メスで凝固切開し，切離線を決定する．肝離断に先立ち，設定した切離線と中肝静脈，またそこへ流入する V5，V8 への分岐形態，および腫瘍との位置関係を術中超音波検査により把握する．
- 肝離断は出血量軽減の工夫として，通常 Pringle 法による流入血流遮断下（15 分間血流遮断，5 分間解放）に行う 図11．肝実質離断は術者が超音波外科吸引装置（CUSA），もしくはペアン鉗子などによる手割り法を用いて離断を進め，前立ちは水流滴下式バイポーラや monopolar dissecting sealer などのデバイスを用いる．細かな枝は電気メスの凝固で対応できるが，2〜3mm 程度以上の太さになると基本的には結紮処理が必要となる．

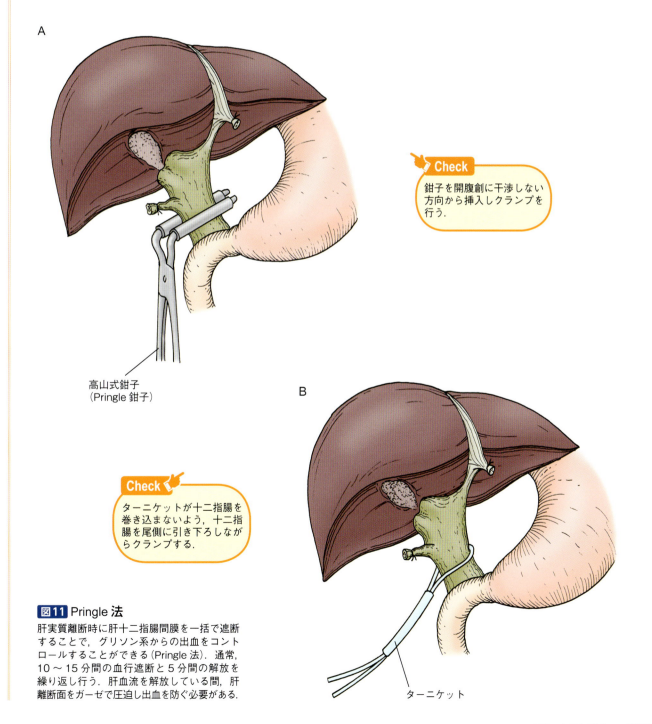

A

Check
鉗子を開腹創に干渉しない方向から挿入しクランプを行う．

高山式鉗子
（Pringle 鉗子）

B

Check
ターニケットが十二指腸を巻き込まないよう，十二指腸を尾側に引き下ろしながらクランプする．

ターニケット

図11 Pringle 法
肝実質離断時に肝十二指腸間膜を一括で遮断することで，グリソン系からの出血をコントロールすることができる（Pringle 法）．通常，10〜15 分間の血行遮断と 5 分間の解放を繰り返し行う．肝血流を解放している間，肝離断面をガーゼで圧迫し出血を防ぐ必要がある．

- 肝離断は肝辺縁から開始する．術者は左手で切離線にかけた支持糸あるいは肝臓を持ち，右手でCUSAなどのデバイスを操作する．右肝切除では中肝静脈の走行に沿って，同静脈を露出するようCUSAを操作することが重要であり，肝静脈の処理が主体となる 図12 ．
- 露出された約2mm程度以上の静脈枝は結紮切離するが，静脈が裂けて出血している場合などは，バイポーラでの凝固止血を行うより，静脈枝をメッツェンバウム剪刀で先に切離し，軽くガーゼ圧迫することにより止血が可能である．

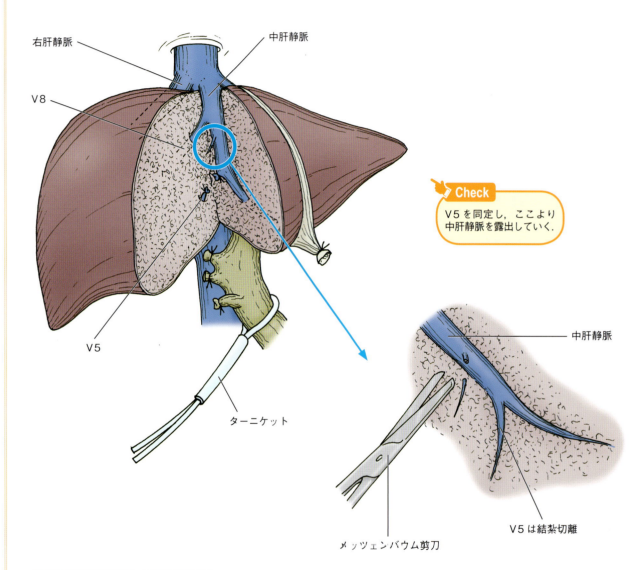

図12 肝実質離断と中肝静脈処理
1mm程度の静脈枝であれば，メッツェンバウム剪刀で先に切離したうえでガーゼ圧迫を行うか，軽くシーリングすることで安全な切離と止血が可能になる．

- hanging maneuverを施行する場合は，肝背側で肝実質と下大静脈の間に挿入したテープを少し吊り上げ，これを目標に肝離断を進める．この方法は肝離断面が腹側に展開され，離断面のブレも少ないため正確な肝離断が可能であり，最終的に離断面にテープが露出し下大静脈腹側面に到達する．
- また，この方法には背側からの圧排・圧迫による不要な静脈性の出血を減少させる利点もある．

右肝切除における肝実質離断と中肝静脈処理

動画をCheck!!

https://gakken-mesh.jp/app/webroot/ds/004las/5-1.html

6 右肝静脈の切離

- 右肝静脈は，肝側および下大静脈側にはともに血管鉗子をかけて切離する 図13．下大静脈側断端は，5-0 プロリーン®などの血管縫合糸を用いて連続2重縫合で閉鎖する．
- 肝静脈枝を比較的長く剥離できた場合は，自動縫合器（45mm：片側3列のグレー・カートリッジ）により肝静脈処理を行うこともできる．

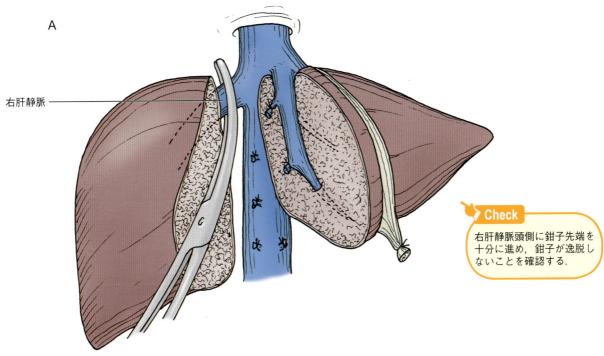

> **Check**
> 右肝静脈頭側に鉗子先端を十分に進め，鉗子が逸脱しないことを確認する．

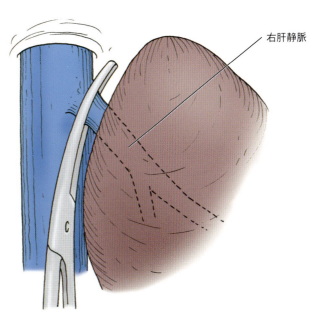

図13 右肝静脈の処理
A：腹側から見た図．
B：右側から見た図．

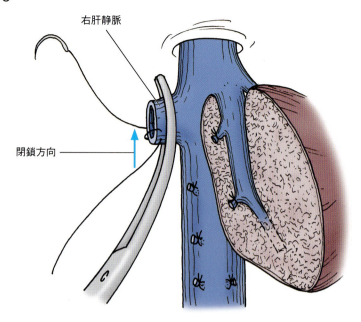

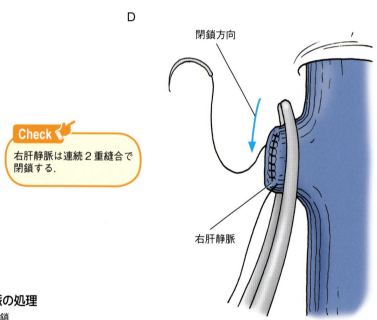

> **Check**
> 右肝静脈は連続2重縫合で閉鎖する．

図13 右肝静脈の処理
C：右肝静脈の閉鎖．
D：連続2重縫合で閉鎖．

7 胆汁漏試験とドレーン挿入・閉腹

- 肝離断面からの出血をしっかりと止血する．バイポーラによる凝固止血や持続的な出血が続く場合は4-0または5-0プロリーン®を用いて縫合閉鎖する．胆汁漏試験後に細片した止血材の貼付などを行い，完全に止血を行わなければならない．
- 術後胆汁漏防止のため，胆嚢管から細径チューブを挿入して色素（ICG溶液など），もしくはエアー注入による胆汁漏試験を行う．その際，術者は十二指腸側の胆管を用手的にクランプしつつ行う．胆管枝の損傷を認めた場合は，6-0 PDS®などにより縫合するが，修復により胆管狭窄をきたさないように注意する．

- 胆汁漏が明らかで，かつ難治性の場合は総胆管に胆管チューブを留置し，術後持続的に胆汁ドレナージが必要な症例も存在する．
- 肝断端からの後出血，胆汁漏が発生する場合もあるため，予防的ドレーンを留置する．
- 右肝切除後には右横隔膜下に肝離断面に沿うように閉鎖式ドレーンを留置する 図14 ．

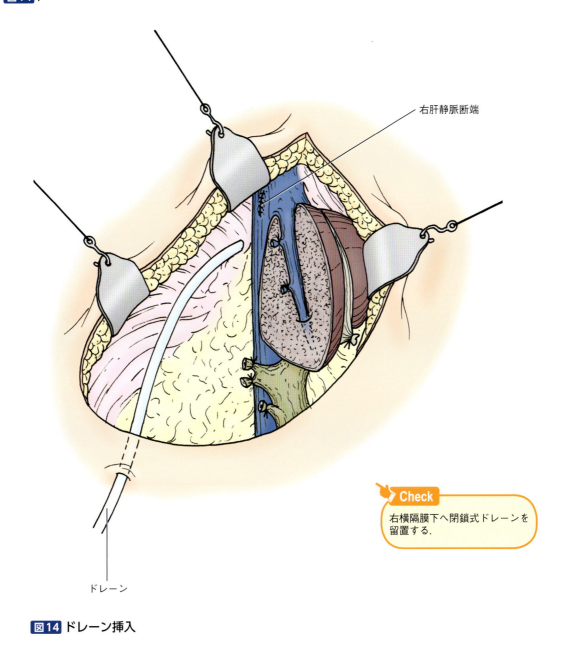

> **Check**
> 右横隔膜下へ閉鎖式ドレーンを留置する．

図14 ドレーン挿入

左肝切除術

> **手技のゴール**
> - 肝門部の脈管処理が安全確実にできる．➡ 2
> - 左肝の授動が安全確実にできる．➡ 3
> - 肝実質離断において，離断面がスムーズな面となるような手技を習得できる．➡ 4

≫ 手技の適応・目的

- 肝細胞癌および転移性肝癌で，左肝（S2，3，4，左側尾状葉）に局在した腫瘍に対して施行される．
- 絶対的適応としては，左グリソン鞘の門脈臍部もしくは門脈横走部へ腫瘍が浸潤している場合となる．左肝切除における切除容積は，全肝容積の30〜40％程度となることが多い．正常肝〜軽度肝障害（$ICGR_{15}$ 値で10％台）であれば，安全に切除できる容積である[1]．中等度以上の肝機能障害がある場合は，CTシミュレーションソフトなどから算出された予想残肝量とICG負荷試験値を基に，慎重に適応を検討する．

≫ 手術時の注意点

- 肝門部の脈管処理は，レネック被膜を意識した左グリソン鞘一括処理もしくはグリソン鞘個別処理が必要であり，まれに脈管の破格走行があるため術前のCT画像などで確認しておく．
- 肝実質離断は中肝静脈左側に沿った整った平面となる離断面が望ましい．

≫ 術前準備・チェック

〈腫瘍局在の評価〉
- 3D-CTによる血管および胆管構築像を作成し，肝門部での動脈や門脈，胆管の位置関係，および肝上部での左肝静脈の流入形態などは十分に把握しておかなくてはならない．胆管解剖（特に後区域胆管枝の分岐）をMRCPやDIC-CTにて確認する．
- 右肝切除と同様，残肝容積は肝切除術前シミュレーションを用いた3D-CTにより切離予定線を設定することで，実際の離断とほとんど同程度の残肝容積推測が可能となる．

〈全身状態の評価〉
- 高齢患者に対しては，心機能および肺機能評価は必須であり，術前呼吸リハビリテーションなどを行うことが望ましい．また上部・下部内視鏡検査を行い，多臓器癌の有無を確認する．
- 肝機能が低下している場合は，食道静脈瘤の有無の確認を行う．その際，F2以上かつレッドカラーサイン陽性の食道静脈瘤を認めた場合は，あらかじめEVLなどの処置を行っておく．

≫ 手術体位

- 硬膜外麻酔と気管内挿管麻酔の併用による一般的な全身麻酔下の仰臥位にて行う 図2．
- 肺梗塞予防のため下肢に波動マッサージ器を装着あるいは弾性ストッキングを着用する．
- ケント式リトラクターによる高位牽引（アーチから胸骨までの高さが握り拳約2個分）を行う．両肋骨弓にタオルをかけ，ケント鈎（右側に2個，左側に1個）を装着する．

手術手順

1. 開腹 p.87
2. 肝門部の脈管処理 p.88
3. 左肝の授動 p.90
4. 肝実質の離断と左肝静脈の切離 p.92
5. 胆汁漏試験とドレーン挿入・閉腹 p.94

手術手技

1 開腹

- 通常は，右季肋下切開，もしくは剣状突起の高さから臍上部に至る正中切開に右側の横切開を加えた逆L字切開，または正中切開のみで開腹する図15．その他にJ字切開，逆T字切開，メルセデス切開などがある．肝鎌状間膜を切離し，肝円索を結紮切離する．
- ケント式吊り上げ鉤を用いてアーチを高めに設置し，十分な視野を得ることが重要である．

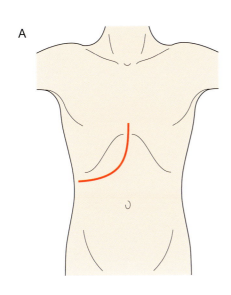
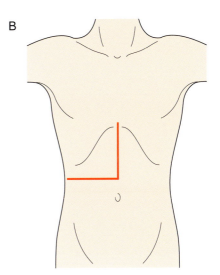
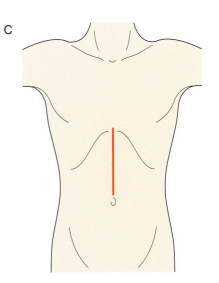

図15 左肝切除術に用いられる皮膚切開
A：右季肋下切開．
B：逆L字切開．
C：正中切開．

point
2 肝門部の脈管処理

- 肝門部の脈管処理はグリソン鞘一括処理と，肝左葉へ向かう左肝動脈・左門脈枝・左胆管枝をそれぞれに結紮切離する方法がある．グリソン鞘一括処理はレネック被膜を意識した剥離操作であり，経験を積めば操作は単純であり短時間に施行可能である[7, 8]．しかし，肝門部グリソン鞘への浸潤を認める腫瘍や，胆管内進展の肝内胆管癌，門脈・胆管内腔へ腫瘍栓を形成する腫瘍ではグリソン鞘一括処理法は避けるべきであり，血管・胆管をそれぞれ個別に処理する．
- まずレネック被膜に基づくグリソン鞘一括処理に関して解説する．胆嚢摘出後，左グリソン鞘一次分枝を確保するためには，臍部基部右側から，頭側の肝門部のグリソン鞘周囲とレネック被膜の間からメッツェンバウム剪刀を2本用いて剥離を進め，鉗子をアランチウス（Arantius）管腹側に通してテーピングし，ターニケットをかけることで左葉の demarcation を確認する．この左グリソン鞘枝の実際の切離は，肝離断中に行う 図16．

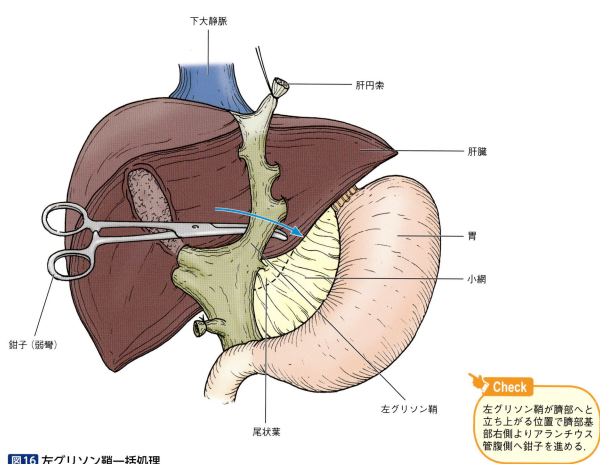

図16 左グリソン鞘一括処理

> **Check**
> 左グリソン鞘が臍部へと立ち上がる位置で臍部基部右側よりアランチウス管腹側へ鉗子を進める．

左肝切除（尾状葉温存）におけるグリソン鞘一括処理

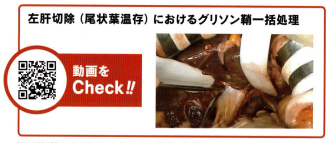

動画を Check!!

https://gakken-mesh.jp/app/webroot/ds/004las/5-2.html

- 個別処理では，肝十二指腸間膜左側で左肝動脈を剥離同定する．剥離を進め，右肝動脈の走行を確認したうえで左肝動脈を結紮切離する 図17A．中肝動脈が右肝動脈から分岐する場合は，それも結紮切離する．切離した左肝動脈を頭側に牽引することで右背側に存在する（門脈本幹〜）左門脈を同定することができるので，これをテーピングし，尾状葉を温存する場合には，頭側まで左門脈の剥離を進め，門脈尾状葉枝が温存できる位置で左門脈を2重とし，さらに刺通結紮も必須である．肝側断端は鉗子をかけて縫合閉鎖する．胆管は肝離断中に処理を行う．
- 左肝門部での脈管変異には注意すべきであり，術前CTなどで十分に精査確認しておく必要がある．特に，肝門付近での右肝動脈の分岐，左門脈から前区域枝門脈が分岐，また左肝管より右後区域肝管が分岐する場合があり注意が必要である 図17B．

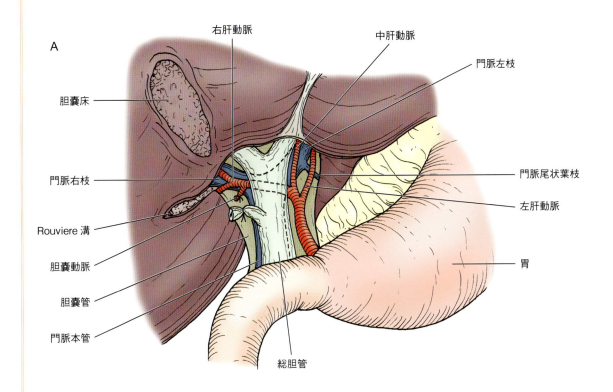

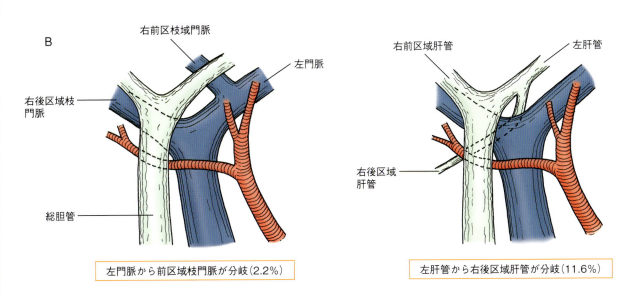

左門脈から前区域枝門脈が分岐（2.2%）

左肝管から右後区域肝管が分岐（11.6%）

図17 脈管解剖
A：肝門部の脈管解剖．
B：注意すべき左肝門部の脈管解剖．

point
3 左肝の授動

- 小網の切開を頭側へ進める．左肝動脈あるいは副左肝動脈が左胃動脈から分岐している場合は確実に結紮切離する．
- 胃と脾臓頭側部を保護するように，外側区域背面にはガーゼなどを挿入し，電気メスにて冠状間膜を切離する．左三角間膜は焼灼切離，もしくは結紮切離を行う 図18．
- 肝部下大静脈の頭側端で，右肝静脈と左・中肝静脈の間を下大静脈に沿って剥離する．

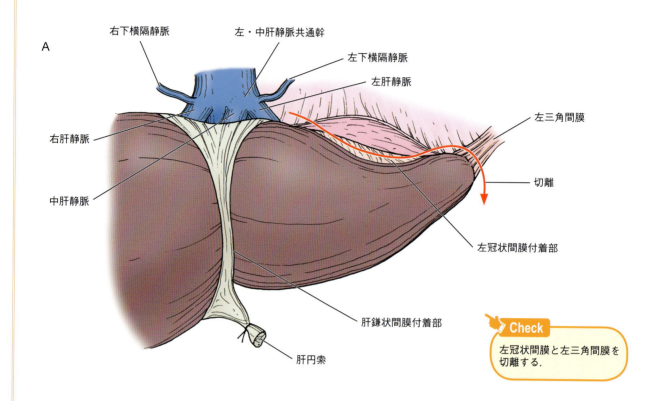

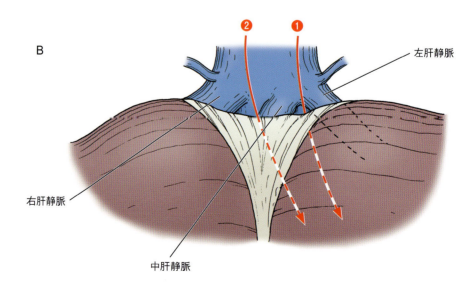

Check
左冠状間膜と左三角間膜を切離する．

図18 肝左葉の授動と共通管の露出
A：肝左葉の授動．
B：左・中肝静脈共通管の露出．
❶：左・中肝静脈が肝外で分岐している場合のアプローチ．
❷：左・中肝静脈が肝内で分岐している場合は無理せず共通管の露出に留める．

- 次に，外側区域を腹側に脱転し，アランチウス管を結紮切離する 図19 ．
Spiegel 葉の頭側をやや尾側に押さえると，左・中肝静脈管の背側面と下大静脈前面との間が見える．

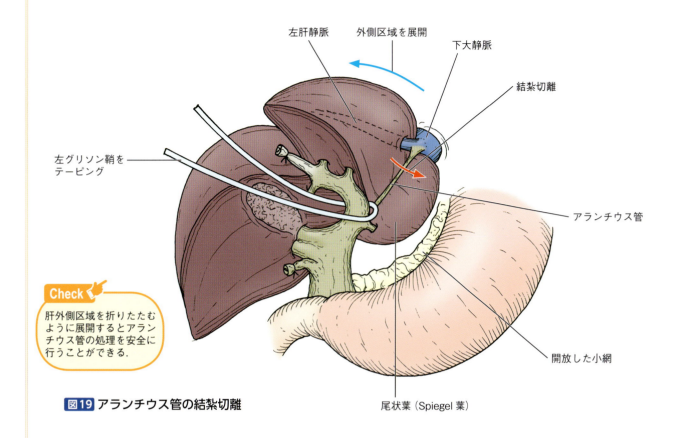

Check
肝外側区域を折りたたむように展開するとアランチウス管の処理を安全に行うことができる．

図19 アランチウス管の結紮切離

- 中肝静脈を含めた拡大左肝切除を行う場合などは，右・左中肝静脈間あるいは左中肝静脈・下大静脈間から鉗子を通してテーピングする場合もある 図20 ．

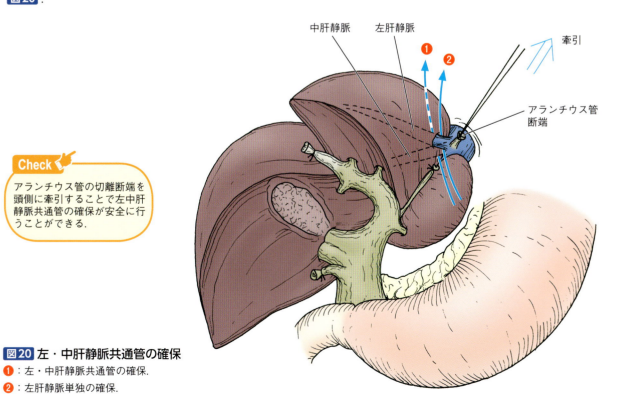

Check
アランチウス管の切離断端を頭側に牽引することで左中肝静脈共通管の確保が安全に行うことができる．

図20 左・中肝静脈共通管の確保
❶：左・中肝静脈共通管の確保．
❷：左肝静脈単独の確保．

4 肝実質の離断と左肝静脈の切離

- 肝門部で左肝動脈および左門脈枝を遮断すると，肝表面にCantlie lineに沿ったdemarcation lineが生じる．これに沿って肝被膜を電気メスで凝固切開し，切離線を決定する．
- 肝離断に先立ち，設定した切離線と中肝静脈左縁，および腫瘍との位置関係を術中超音波検査により把握する．肝離断は出血量軽減の工夫として，通常Pringle法による流入血流遮断下（10～15分間遮断，5分間解放）に行う 図21 ．
- 肝実質は，術者が超音波外科吸引装置（CUSA），もしくはペアン鉗子などによる手割り法を用いて離断を進め，前立ちは水流滴下式バイポーラやmonopolar dissecting sealerなどのデバイスを用いる．細かな枝は電気メスの凝固で対応できるが，2～3mm程度以上の太さになると基本的には結紮処理が必要となる．

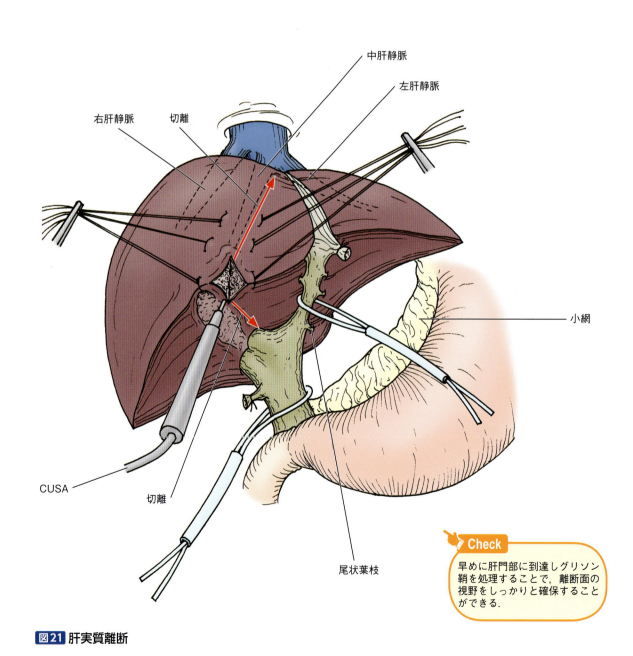

図21 肝実質離断

> Check
> 早めに肝門部に到達しグリソン鞘を処理することで，離断面の視野をしっかりと確保することができる．

- 肝離断は肝辺縁から開始し，中肝静脈末梢を確認した辺りで，早い段階で左肝門へと離断を進める．テーピングしておいた左グリソン鞘枝に到達した所で離断する．
- さらに，中肝静脈左側で肝離断を進め，左肝静脈を露出し，血管鉗子でクランプして切断する．断端は連続閉鎖する 図22．

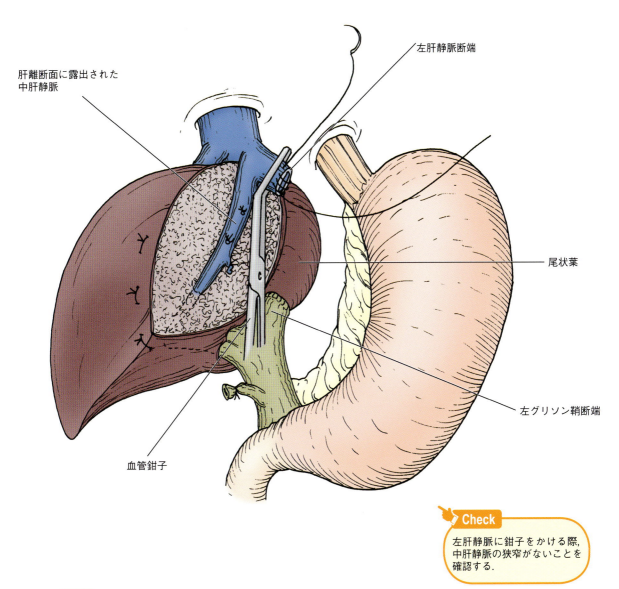

図22 左肝静脈の処理

> Check
> 左肝静脈に鉗子をかける際，中肝静脈の狭窄がないことを確認する．

5 胆汁漏試験とドレーン挿入・閉腹

- 止血および胆汁漏試験は右肝切除術の解説（p.84参照）に準ずる．
- 肝断端からの後出血，胆汁漏が発生する場合もあるため，予防的ドレーンを留置する．肝左葉切除後には肝離断面に平行になるように閉鎖式ドレーンを留置する 図23．

Check
皮膚挿入部から留置部位までをできるだけ直線化することでドレーンの逸脱を回避することができる．

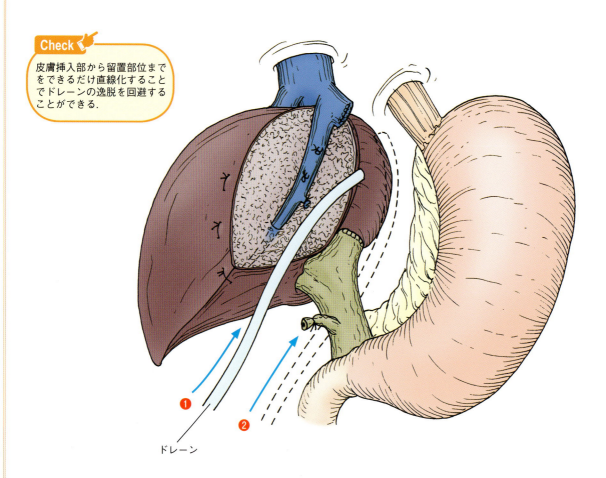

図23 ドレーン挿入
❶：肝離断面に平行になるように閉鎖式ドレーンを留置する．
❷：ドレーンが逸脱しやすい場合はウィンスロー孔を通し，肝離断面に留置すると良い．

術後チェックポイント

☑ 肝離断終了後の離断面の確実な止血確認を行う．
　　肝離断面においても圧迫止血，縫合止血，止血材の貼付などにより徹底的に止血を行うべきである．また，下大静脈周囲の結紮糸の緩みや，脱落が疑わしい場合は再度結紮もしくは縫合止血を行う．

☑ 胆汁漏は胆汁漏試験を行い，リークポイントは5-0もしくは6-0吸収糸を用いて縫合閉鎖する．
　　肝門部中枢側の損傷などからの胆汁漏の場合は，大きくかけると胆管狭窄などをきたす危険があるため，浅目に確実に縫合することが重要である．胆汁漏が縫合処置などにより閉鎖されない場合は，経胆嚢管的もしくは総肝管的胆道ドレナージチューブを挿入する．術後出血や胆汁漏のインフォメーションとなる腹腔内ドレーンは，胆汁漏や腹腔内膿瘍が合併した場合には交換の必要があるため，交換時に逸脱しないように刺入部から目的の位置まで直線的に挿入することが重要である．

起こりやすい合併症

1 後出血
手術後 48 時間以内に発生し，出血部位としては肝離断面あるいは横隔膜が多い．腹腔ドレーンからの血性排液が多く（100 mL/ 時以上），血圧・脈拍が不安定な場合は再開腹による止血を考慮する．

2 胆汁漏
手術後 4 ～ 5 日頃までに発生する．ドレーン排液中のビリルビン濃度測定を行い，血清ビリルビン値と比較する（排液ビリルビン値が血清ビリルビン値の 3 倍以上で胆汁漏と診断される）．ドレナージが有効な場合の胆汁漏は術後 1 ～ 2 週間で自然閉鎖するが，ドレナージ不良の場合は超音波もしくは CT ガイド下のドレナージを考慮する．

3 腹腔内膿瘍
胆汁漏あるいは後出血による腹腔内血腫に感染を併発した場合に発生する．発熱，白血球，CRP 上昇などの所見から疑い，超音波もしくは CT により診断され，重症化の予兆がある場合には早目のドレナージが必要である．

4 難治性胸腹水
肝硬変症例では術後ドレーンからの腹水の排出が続くことがある．ドレナージ不良などの場合には右胸水の大量貯留が発生するため，胸腔穿刺によるドレナージが必要である．アルブミン製剤の補充や利尿薬投与により段階的な腹水量減少を目指す．さらに，腹水培養などは定期的な検査が必要であり，ドレーンの長期間留置になる場合はドレーンの交換も必要である．

5 肝不全
高度肝硬変切除症例や大量肝切除症例では，術直後からの総ビリルビン，直接ビリルビンおよびプロトロンビン時間（PT%, PT-INR）を確認し，肝不全発生に注意を要する．術後数日は総ビリルビン，PT-INR が上昇することもあるが，5 日目以降の上昇は International Study Group of Liver Surgery（ISGLS）が定義する術後肝不全に相当し，治療選択に関して慎重な判断が必要となる．循環動態，呼吸状態，尿量，胸腹水量の推移，炎症有無などの全身集中管理を要し，いったん肝不全病態に陥ると非可逆的な転機となる場合がほとんどである．

文献

1）三木健司，幕内雅敏．残肝機能からみた肝細胞癌の手術適応．外科治療 2003; 89: 161-7.
2）川村秀樹，神山俊哉，倉内宜明，ほか．^{99m}Tc-GSA シンチグラフィを用いた肝障害度別 ICGR$_{15}$ による肝予備能の評価．日消外会誌 2004; 37: 14-20.
3）Kaibori M, Ha-Kawa SK, Ishizaki M, et al. HA/GSA-Rmax ratio as a predictor of postoperative liver failure. World J Surg 2008; 32 (11): 2410-8.
4）Belghiti J, Guevara OA, Noun R, et al. Liver hanging maneuver: a safe approach to right hepatectomy without liver mobilization. J Am Coll Surg 2001; 193: 109-11.
5）Laennec RTH. Lettre sur des tuniques qui enveloppent certains viscères, et fournissent des gaines membraneuses à leurs vaisseaux. Journ De Méd Chir Et Pharm Vendémiaire an XI; 1806, pp 539-75, et Germinal an XI; 1806, pp 73-89.

肝門部グリソン鞘一括アプローチ・前方アプローチ・hanging maneuver
(Glissonean Pedicle Approach for Hepatectomy／Anterior Approach／Hanging Maneuver)

▶▶ 有泉俊一，山本雅一（東京女子医科大学医学部消化器外科学〈消化器・一般外科〉）

手技のゴール

- 右肝を脱転することなく安全に右肝静脈を処理できる．➡ 5
- 肝臓癌に対する non touch isolation technique 法を習得できる．➡ 6

≫ 手技の適応・目的

- 前方アプローチ (anterior approach) は，従来法（右肝を脱転し肝切除前に右肝静脈を処理する）に対し，右肝を脱転せず，肝離断後に肝内から右肝静脈を処理する方法である[1,2]．
- 巨大肝臓癌では，横隔膜浸潤などのため肝脱転時に大量出血の危険や，不良な視野のため右肝静脈確保そのものが困難なことがある．この場合に，右肝を脱転することなく肝離断を行い，下大静脈前面を露出する．そして，肝内から下大静脈に流入する右肝静脈を確保する安全な方法である．
- 巨大肝臓癌に対する non touch isolation technique 法として 1984 年に高崎らにより報告された[1]．その後，Fan らにより大量出血が少ないなど手術の安全性が報告された[3]．また近年，術後の長期切除成績（生存率や無再発生存率）が良好なことが報告された[4,5]．
- 前方アプローチによる安全な右肝静脈処理と肝臓癌に対する non touch isolation technique 法を習得する必要がある．

≫ 手術時の注意点

- 巨大肝臓癌では，右肝の脱転による大量出血に注意する．
- 肝実質離断は丁寧に行う必要がある．

≫ 術前準備・チェック

- 右肝切除や右三区域切除時に行う手技であるため，肝機能検査は必須である．$ICGR_{15}$ 値から右肝切除や右三区域切除が可能か検査する．
- CT，3 D-CT による体積計算とシミュレーションを行う 図1，図2．

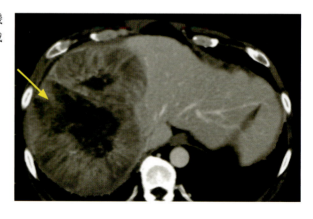

図1 CT によるシミュレーション
巨大肝細胞癌（HCC）を認める（矢印）．

- 肝臓癌の横隔膜浸潤や，肝臓癌と右肝静脈根部や下大静脈との関係を明らかにする 図2．

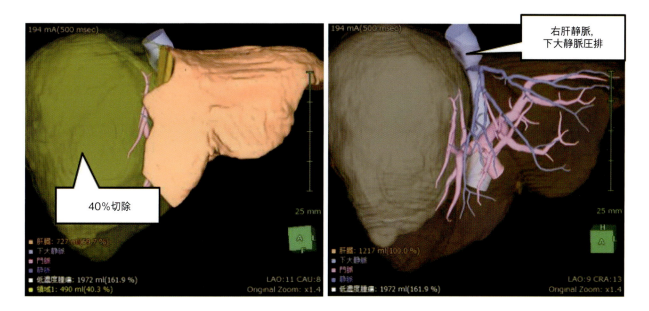

図2 3D-CT によるシミュレーション
肝臓癌と右肝静脈や下大静脈の関係を明らかにする．

- 個々の $ICGR_{15}$ 値から幕内基準や高崎基準を用いて安全な肝切除量（許容肝切除量）を決定する．「解剖学的肝切除術（区域切除）」の 図2 参照（p.57）．
- 3D-CT による予測肝切除量は，$ICGR_{15}$ から求めた許容肝切除量を超えてはならない．
- 2015 年より，一般社団法人 National Clinical Database（NCD）によるリスク評価が計算できるようになった 図3．

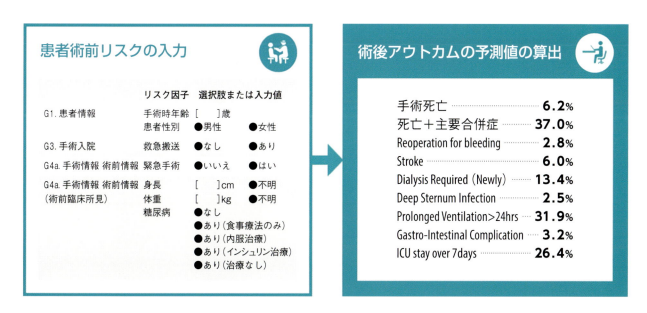

図3 NCD によるリスク評価
患者個々のデータから手術死亡や合併症率が予測できる．
（データの活用について｜NCD について｜National Clinical Database 外科系の専門医制度と連携した症例データベース．http://www.ncd.or.jp/about/feedback.html. より転載．2019 年 2 月 28 日検索）

≫ 手術体位

〈ケント式リトラクターによる牽引〉
- ケント式リトラクターのアーチを高めに設置する．胸骨からアーチまでの高さが，握り拳2個分となるよう設置する 図4．

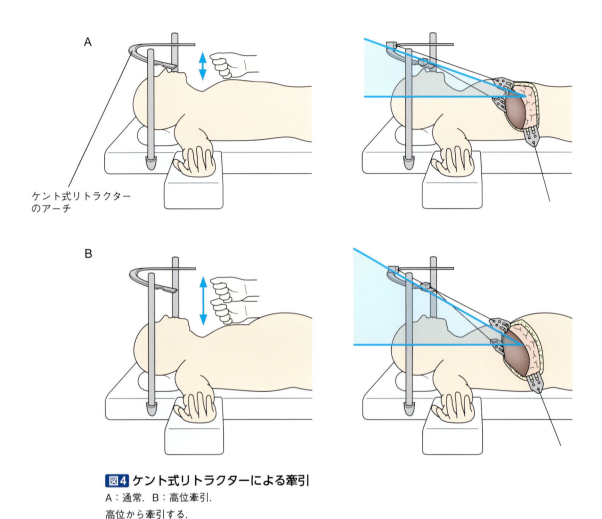

図4 ケント式リトラクターによる牽引
A：通常．B：高位牽引．
高位から牽引する．

- 巨大肝臓癌では高位牽引により右肝周囲にフリーな空間が生まれ，右肝静脈の確認がしやすい 図5．

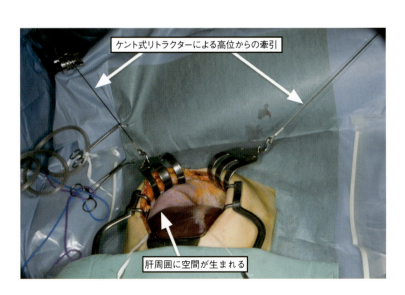

図5 ケント式リトラクターによる術野
高位牽引により右肝周囲に空間が生まれる．

〈頭高位と低CVP麻酔〉
- 肝離断前に麻酔科医と協力し，頭高位（約10度）にする．「解剖学的肝切除術（区域切除）」の 図4 参照（p.58）．
- 中心静脈圧（central venous pressure；CVP）が低下し肝静脈圧が低下する[6]ため，麻酔科医による低CVP麻酔（一回換気量制限や輸液量制限）と併用する．
- 血圧低下があることを，麻酔科医や看護師と共有する．

手術手順

1 開腹 ································· p.99
2 肝下部下大静脈クランプ ················ p.100
3 肝門部グリソン鞘一括処理 ·············· p.101
4 前方アプローチによる肝離断と hanging maneuver ···················· p.104
point 5 前方アプローチによる右肝静脈の確保，縫合閉鎖 ································· p.105
point 6 右肝を副腎や肝周囲間膜から切離し摘出 ································· p.106
7 閉腹 ································· p.106

手術手技

1 開腹
- J字切開し，開腹する 図6．
- 右肝の脱転操作は行わない．

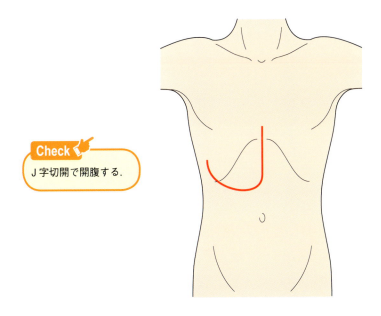

Check
J字切開で開腹する．

図6 開腹
開胸は不要である．

2 肝下部下大静脈クランプ

- 肝離断中の出血対策として肝下部下大静脈クランプ法と Pringle 法を準備する 図7A, 図7B.
- 下大静脈クランプは肝離断面の肝静脈からの出血が多い時にクランプする[7].
- クランプはルーチンに行う必要はない．血圧に注意しながら行う．

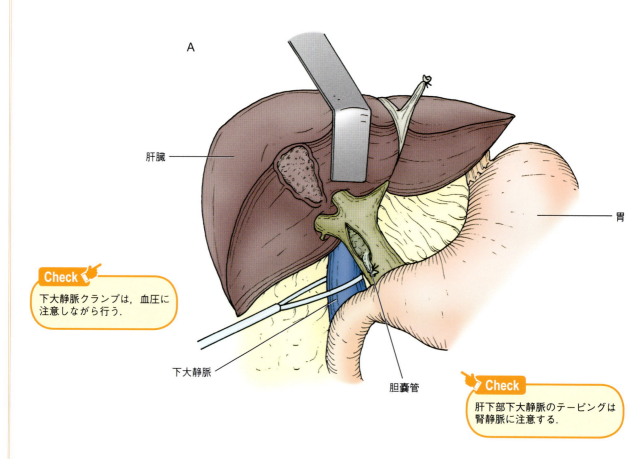

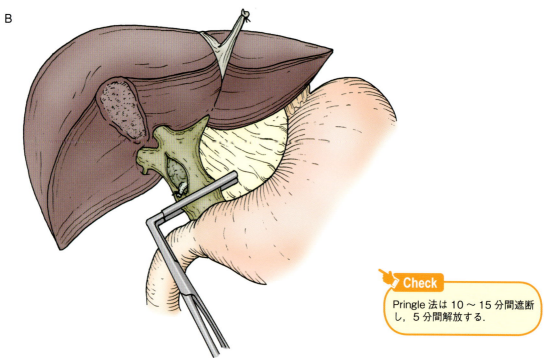

図7 肝下部下大静脈クランプ法（A）と Pringle 法（B）

3 肝門部グリソン鞘一括処理

- 肝門部グリソン鞘一括処理により,右肝に流入する前区域グリソン鞘と後区域グリソン鞘を別々に確保する 図8A ～ 図8D [1].
- まず前区域グリソン鞘をテーピングする.次いで右本幹をテーピングし,引き算すると後区域グリソン鞘が安全にテーピングできる.

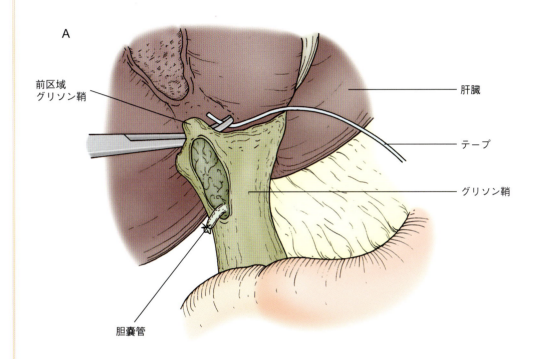

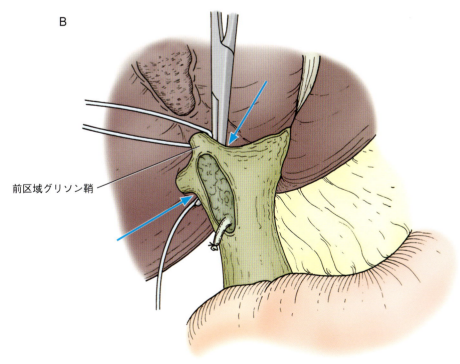

図8 肝門部グリソン鞘一括処理
A:前区域グリソン鞘のテーピング.
B:右枝本幹グリソン鞘のテーピング(矢印).

C

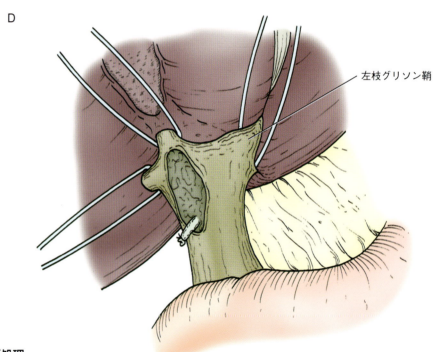

後区域
グリソン鞘

胆嚢管

> **Check**
> 前区域をまずテーピングする.
> 引き算で後区域グリソン鞘をテーピングする.

D

左枝グリソン鞘

図8 肝門部グリソン鞘一括処理
C：後区域グリソン鞘のテーピング.
D：左枝グリソン鞘のテーピング.

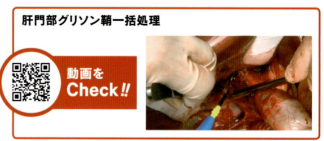

肝門部グリソン鞘一括処理

動画を Check!!

https://gakken-mesh.jp/app/webroot/ds/004las/6-1.html

- テーピングした前区域グリソン鞘と後区域グリソン鞘を可能な限り助手側に牽引し，切離部の頸を長くとり肝側で切離する 図9A ， 図9B ．
- 左肝管損傷の危険があるため，右本幹での切離は行わない．

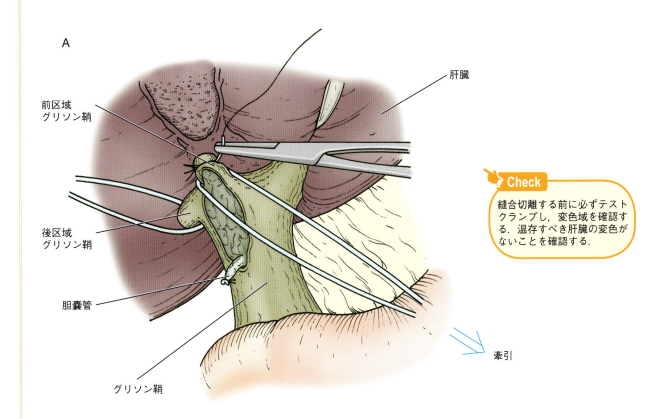

Check
縫合切離する前に必ずテストクランプし，変色域を確認する．温存すべき肝臓の変色がないことを確認する．

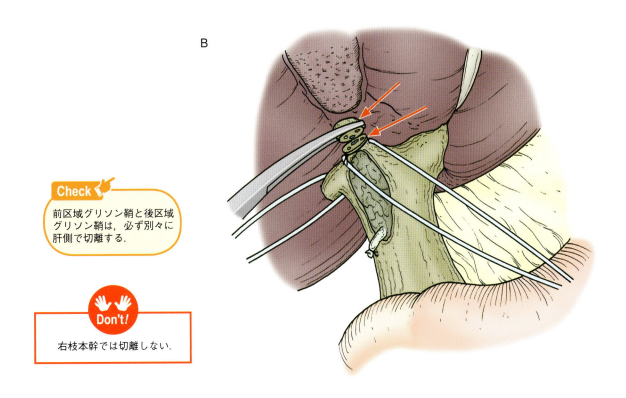

Check
前区域グリソン鞘と後区域グリソン鞘は，必ず別々に肝側で切離する．

Don't!
右枝本幹では切離しない．

図9 グリソン鞘の切離
　A：前区域グリソン鞘の結紮．
　B：前区域グリソン鞘の切離．

肝門部グリソン鞘一括アプローチ・前方アプローチ・hanging maneuver

4 前方アプローチによる肝離断と hanging maneuver

- 支持糸をかけ腹側から肝離断する 図10 . 中肝静脈を温存しながら肝実質離断を進める. V5やV8は結紮処理する.

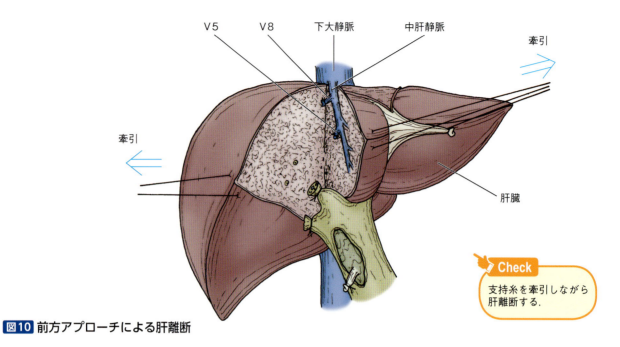

図10 前方アプローチによる肝離断

Check 支持糸を牽引しながら肝離断する.

- 下大静脈前面の尾状葉は hanging maneuver を使用すると切離しやすい 図11 [8].
- hanging maneuver は,下大静脈前面に鉗子を通過させ右肝静脈と中肝静脈の間に鉗子を通す.綿テープで牽引しながら尾状葉を切離すると下大静脈前面が露出する.
- 巨大肝臓癌で下大静脈が圧排されている場合には hanging maneuver は危険である.

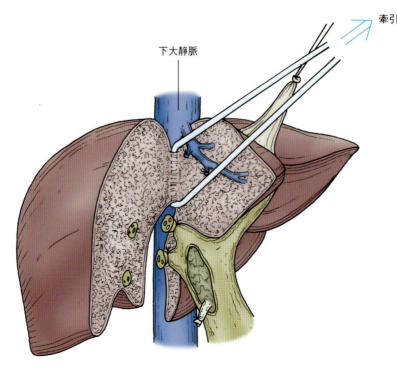

図11 hanging maneuver

Check 下大静脈前面の尾状葉は hanging maneuver を併用する.

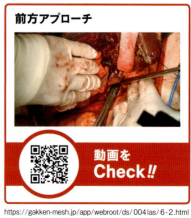

前方アプローチ

動画を Check!!

https://gakken-mesh.jp/app/webroot/ds/004las/6-2.html

5 前方アプローチによる右肝静脈の確保，縫合閉鎖

- 前方アプローチにより下大静脈に流入する右肝静脈が容易に確認できる 図12 ．

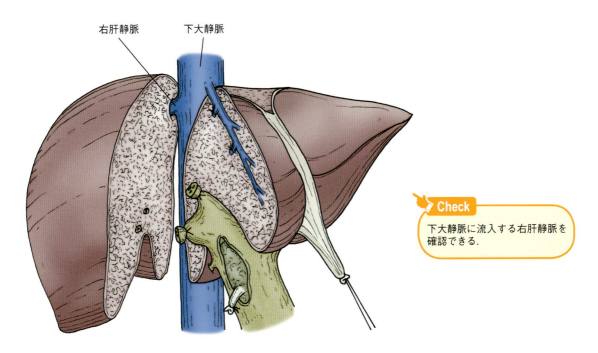

図12 前方アプローチによる下大静脈と右肝静脈の露出

> **Check**
> 下大静脈に流入する右肝静脈を確認できる．

- 肝内から安全に右肝静脈をテーピングする 図13 ．
- テーピングした右肝静脈は，血管鉗子をかけて切離し，速やかに縫合閉鎖する．

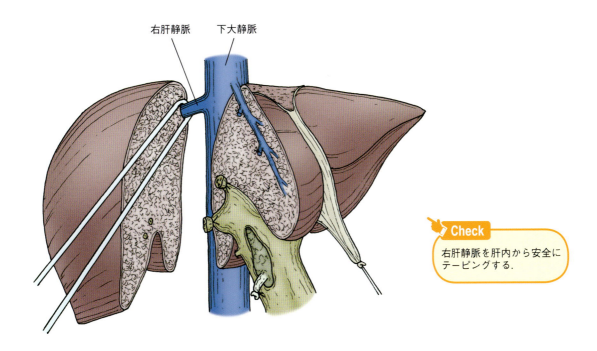

図13 右肝静脈テーピング

> **Check**
> 右肝静脈を肝内から安全にテーピングする．

6 右肝を副腎や肝周囲間膜から切離し摘出

- 右肝を短肝静脈や右下肝静脈，右副腎，横隔膜，肝周囲間膜から切離し，摘出する 図14 ．
- 肝離断中，左手による右肝の把持は行わない．
- 癌細胞の揉み出しを避ける non touch isolation technique 法を習得することが重要である．

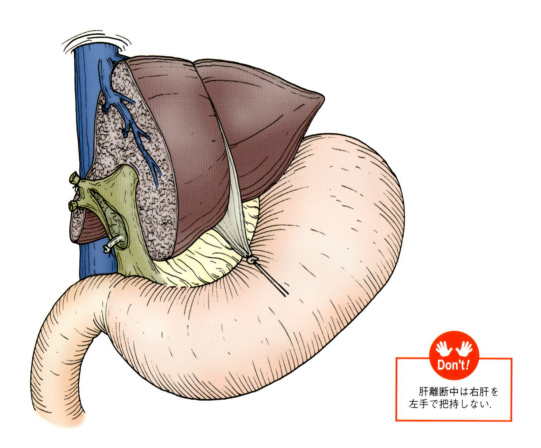

図14 右肝摘出

Don't! 肝離断中は右肝を左手で把持しない．

7 閉腹

- 止血と胆汁漏のチェックを行い，閉腹する．
- 止血だけでなく，胆汁漏を縫合閉鎖することが重要である．

術後チェックポイント

- 止血を十分行い，胆汁漏を必ずチェックする．
- 術後出血と胆汁漏は重篤な合併症を併発する危険があり，あってはならない．

起こりやすい合併症

1 術後出血
術当日から翌日に起こりやすい．出血量が多い場合には速やかに再手術を行う．

2 胆汁漏
胆汁漏は肝不全，術後死亡の危険が高く要注意である．

3 腹水
多くは保存的治療で改善する．減塩食が予防に良い．大量腹水の場合はドレナージを行う．

4 胸水
右胸水を認めることがある．呼吸障害，発熱の原因となる場合にはドレナージを行う．

5 肝不全
大量肝切除や肝機能不良例にみられる．食事摂取や合併症の回避が重要である．

6 肺炎
高齢者で起こりやすい．早期離床・リハビリが重要である．

文献

1）高崎　健，小林誠一郎，武藤晴臣，ほか．巨大右葉肝癌に対する拡大肝右葉切除術．消化器外科 1984; 7: 1545-51.
2）山本雅一．グリソン鞘一括処理肝切除　総論．株式会社クラーク・ケント; 2013.
3）Lai EC, Fan ST, Lo CM, et al. Anterior approach for difficult major right hepatectomy. World J Surg 1996; 20: 314-7.
4）Liu CL, Fan ST, Cheung ST, et al. Anterior approach versus conventional approach right hepatic resection for large hepatocellular carcinoma. Prospective randomized controlled study. Ann Surg 2006; 244: 194-203.
5）Wu TJ, Wang F, Lin YS, et al. Right hepatectomy by the anterior method with liver hanging versus conventional approach for large hepatocellular carcinomas. Br J Surg 2010; 97 (7): 1070-8.
6）Yoneda G, Katagiri S, Yamamoto M. Reverse Trendelenburg position is a safer technique for lowering central venous pressure without decreasing blood pressure than clamping of the inferior vena cava below the liver. J Hepatobiliary Pancreat Sci 2015; 22: 463-6.
7）Otsubo T, Takasaki K, Kotera Y, et al. Bleeding during hepatectomy can be reduced by clamping the inferior vena cava below the liver. Surgery 2004;135: 67-73.
8）Belghiti J, Guevara OA, Kianmanesh R, et al. Liver hanging maneuver: a safe approach to right hepatectomy without liver mobilization. J Am Coll Surg 2001; 193: 109-11.

1章 肝臓

肝離断時出血量・胆汁漏軽減の工夫
(Careful Management and Procedures for Intraoperative Bleeding and Bile Leakage During Transection of Hepatic Parenchyma)

▶▶ 七島篤志，矢野公一（宮崎大学医学部外科学講座肝胆膵外科学分野）

手技のゴール

- 肝実質の縫合止血手技を行うことができる. ➡ 5
- 流入および流出血脈管の確保と遮断制御ができる. ➡ 1
- 胆汁漏を丹念に確認し，縫合修復できる. ➡ 6

》手技の適応・目的

- 肝離断中には，近年ではさまざまな熱凝固による止血切離用のデバイスが広く用いられるようになり，肝実質や脈管からの出血に際しても，止血用焼灼デバイスも用いられることが多くなってきた[1]．しかし，障害肝などで容易に止まらない大量出血に遭遇した場合，執拗に凝固止血に固執しすぎると，止血もままならない状態で組織のさらなる損傷もきたす．古典的であっても肝実質の確実な縫合止血術を，肝臓外科医は開腹基本手技として会得しておくべきである．
- また，熱凝固だらけのできあがりの離断面 図1 では，残存肝の無用な熱損傷による肝障害（thermal damage）を招来するのみならず，私見ながら"およそエレガントな肝切除の達成"とは言い難い．

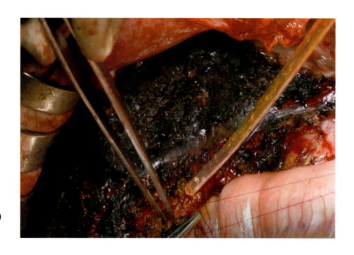

図1 熱凝固だらけの肝離断面

- 肝流入血遮断の必要性はいまだ議論があるものの，慢性障害肝などでは，時として術野さえ確保できない門脈や肝静脈系大量出血に見舞われることもあり，その場合，肝離断や止血操作が困難となり，時間の経過とともに出血量の増加をきたすのみである．このような止血困難時は，手指やガーゼ圧迫で一時的にしのぎながら，瞬時に肝動脈・門脈の流入血脈管や，肝静脈還流量を減少させるための下大静脈血流遮断が有用である．
- 再肝切除や胆嚢摘出などの術後で高度な肝門部の癒着症例であっても，これらの脈管を迅速，かつ確実に剥離確保する技術に熟達する必要がある．

- 肝離断中のグリソン枝は可及的に結紮し，切開デバイスを用いる場合は胆汁漏を避けるために時間をかけて sealing し，切離面を丹念に観察する．肝門部に近い胆管枝は結紮や縫合が望ましく，またグリソン鞘周囲での粗暴な剥離や熱損傷は控えるべきである．
- 肝離断終了後には，汚れていないガーゼで丹念に肝離断面を拭き取り，胆汁漏の有無を観察する．離断面が大きな場合や複雑な肝切除では，常に胆汁漏の可能性を考える．

手技のポイント

　古典的な開腹肝切除における基本は，肝臓周囲の靱帯や間膜を切離し，十分な授動・脱転操作で良好な視野の下に操作を行うことにある．さらに，肝離断においては左手指による誘導で常に広い離断面を確保し 図2 ，不測の出血を制御することが，安全確実に肝切除を遂行する重要なポイントであることは現代でも変わらないと筆者らは考える．

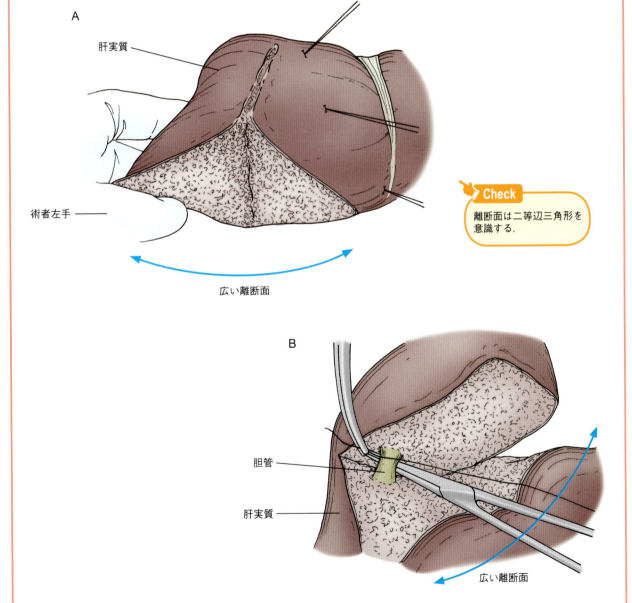

> **Check**
> 離断面は二等辺三角形を意識する．

図2 肝離断のポイント
A：術者の左手と助手側の支持糸を牽引し，二等辺三角形の離断面を意識しつつ肝離断を開始する．
B：血管の露出・処理の際は，その周囲の離断面を広めにとり，安全確実に鉗子を通す．不測の出血の際もすぐに止血できるように意識しておく．狭い術野で無理に血管剥離操作を行うことはリスクが高い．

≫ 手術時の注意点

- 肝離断中の肝実質や脈管からの出血の際，容易に止まらない出血に対して執拗に凝固デバイスを用いると，残存肝実質の組織の過剰な thermal damage をきたす可能性がある[2]．
- 術者は，縫合止血では出血点を確実に囲むように縫合を行い，過不足のない深さで縫合するように注意が必要である．助手は，縫合時に糸を牽引しすぎて肝実質を割くことや，結び目が緩んで不十分な止血や胆汁漏閉鎖にならないよう注意する．
- 大量出血時の流入血遮断では，連続遮断時間の延長による肝障害を意識し，常に周囲のスタッフの時間カウントに聞き耳を立てる余裕を持ち，遮断時間を考慮した操作の時間配分をする．また，肝臓の障害度に応じて間欠的遮断の時間を調整する．下大静脈の確保の際に，本幹や細い枝の損傷に気を付け，遮断時には麻酔科医を含めた周囲のスタッフとともに，モニタリング中の血圧や中心静脈圧の低下に注意が必要である．
- 肝離断中に発生した胆汁漏は，その場で確実に修復する．離断型胆汁漏の可能性を考慮する．
- 無用な胆汁漏を発生させることがあるため，胆汁リークテストでの過剰な加圧は避ける．常に，閉腹時まで肝実質からの微細な胆汁漏に注意を払う．

≫ 術前準備・チェック

- 慢性障害肝の既往，転移性肝癌での化学療法（抗がん剤）の有無や期間，門脈圧亢進症の程度，十分な肝予備能評価などで肝障害度を把握しておく[3]．
- 肝切除の器具では，血管遮断用鉗子類やターニケットなどを準備する．また出血の可能性が術中に予測される場合には，いつでも止血用縫合糸を数本準備できるよう器械出しの看護師に指示をしておく．
- 難易度の高い肝切除では，可能であれば各種画像での肝静脈・門脈枝・胆管走行を把握しておく 図3．

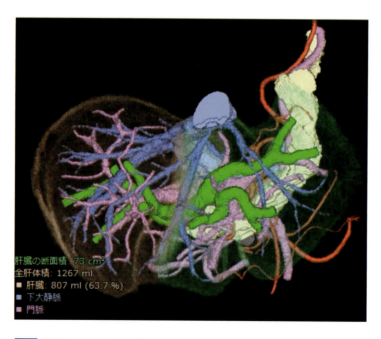

図3　肝臓の3D血管画像
肝静脈（青），門脈枝（ピンク），胆管（緑）．

手術体位

- 開腹手術の場合，仰臥位でのJ字切開法[3, 4]を基本としている 図4A ，図4B ．厚い体格，肝切除部位が横隔膜下など肋弓に囲まれた位置の場合，さらに硬変肝で脱転が困難なことが予測される場合，筆者らは躊躇なく第9肋間での開胸を選択し，横隔膜ごと肝右葉を脱転する．
- 再肝切除など肝門部の癒着が高度と判断された場合や，硬変肝で肝S7領域を切除する場合，古典的ながら左(半)側臥位での第7肋間開胸開腹を選択することもある[3]．
- 出血対応時の頭高位や，中心静脈圧を低く制御する（5～6mL/kg/時程度に輸液量の制限や一回換気量の制限）など，麻酔科と協力して行う場合がある[3, 5]．

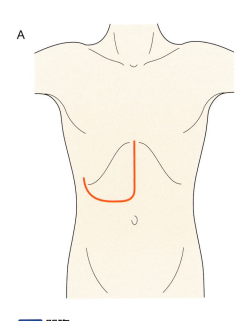 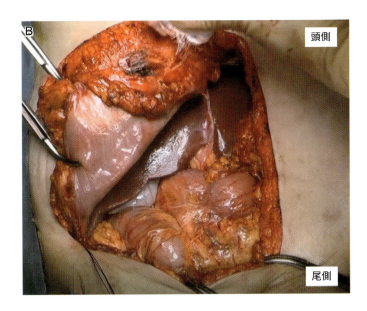

図4 開腹
A：仰臥位でJ字切開する．
B：切開時の術野．

手術手順

 1 全肝流入血遮断（Pringle法） ········· p.112
　＊オプション（本稿では割愛）：片葉遮断（個別脈管遮断），区域別グリソン鞘一括遮断

 2 肝下部下大静脈確保（必須ではない） ········· p.116

3 肝離断部位の展開 ········· p.117

4 肝実質や脈管処理 ········· p.118

5 肝離断時の止血 ········· p.120

6 胆汁漏の確認と修復 ········· p.125

7 ドレーン留置と閉腹 ········· p.127

手術手技

point 1 全肝流入血遮断（Pringle法）

- 5分間ほどテスト遮断を行い，バイタルサインの変動や術中超音波ドップラーの確認を行う．

肝十二指腸間膜（靭帯）の一括遮断法

- 胃小網を切開し，左手の示指を肝十二指腸間膜（靭帯）の背側に通す．示指に沿って直角型の鉗子を通し 図5A ，布テープで確保する 図5B ．

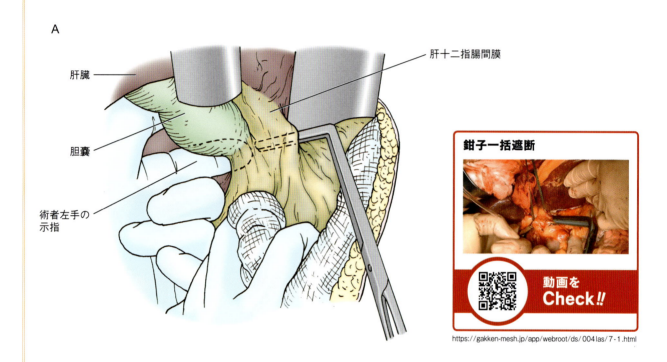

Check
肝十二指腸間膜のテーピングは手指で丁寧に誘導し，癒着などで背側に抵抗を感じる場合は無理せず通し直す．

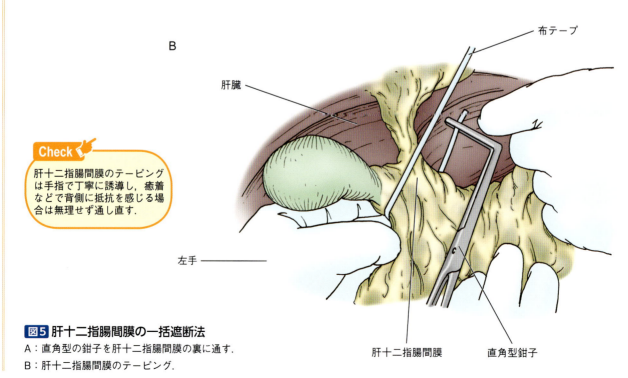

図5 肝十二指腸間膜の一括遮断法
A：直角型の鉗子を肝十二指腸間膜の裏に通す．
B：肝十二指腸間膜のテーピング．

- 遮断には，ターニケットや専用のラバー付き血管用鉗子（フォガティークランプ・鉗子）を用いる 図6．

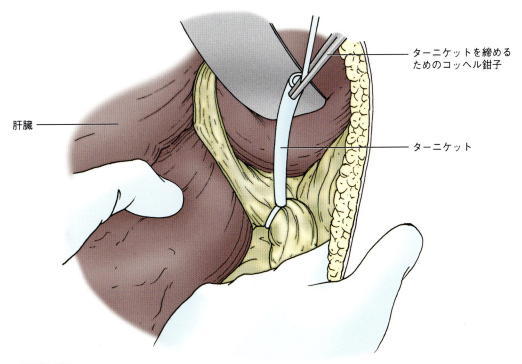

図6 遮断

- 個別脈管遮断では，それぞれの脈管の径に合わせて，さまざまなサイズのブルドック鉗子などで遮断する 図7．

> **Don't!**
> 同じ場所で繰り返し遮断することは控える．
> 前回の手術による高度癒着がある時は，十分に剥離したうえで，余裕をもって遮断できる距離をとる．

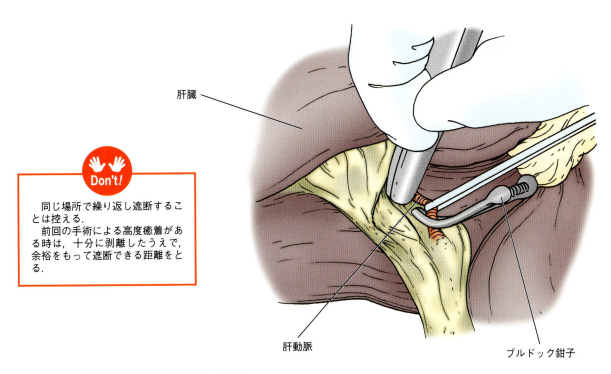

図7 個別遮断（肝動脈，門脈）

門脈・肝動脈の個別遮断法

- 肝十二指腸間膜を脈管の走行に沿って切開する．門脈は総胆管より背側の右側縁を長軸方向に電気メスで切開し，門脈本幹右側に到達し，本幹確保後に左右門脈枝もテーピングする 図8．

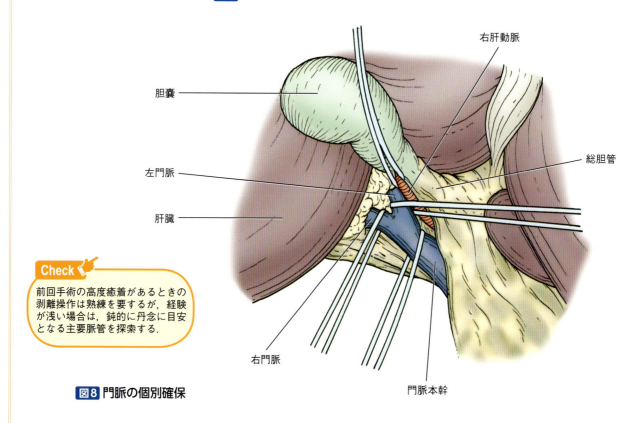

Check
前回手術の高度癒着があるときの剥離操作は熟練を要するが，経験が浅い場合は，鈍的に丹念に目安となる主要脈管を探索する．

図8 門脈の個別確保

- 固有肝動脈は間膜左側で拍動している直上を血管の長軸方向に切開し動脈に到達し，左中右肝動脈の分岐を各々確認してテーピングする 図9．

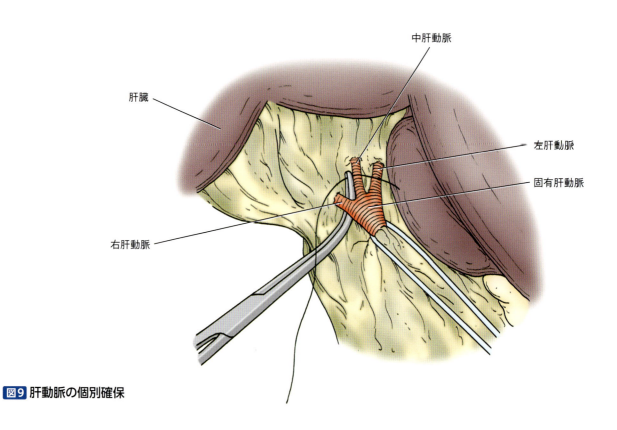

図9 肝動脈の個別確保

手技のポイント

切開部から脈管に到達するには切開した間膜や組織を術者・助手ともに牽引し，脈管にできるだけ触らずに，真っすぐ垂直に剥離し 図10，正確な血管外の層から周囲剥離に移り余計な周囲の結合織や膜を残さない．
遮断する脈管は血管テープで確保し，ブルドック鉗子などできちんと目視しながら確実に挟む．

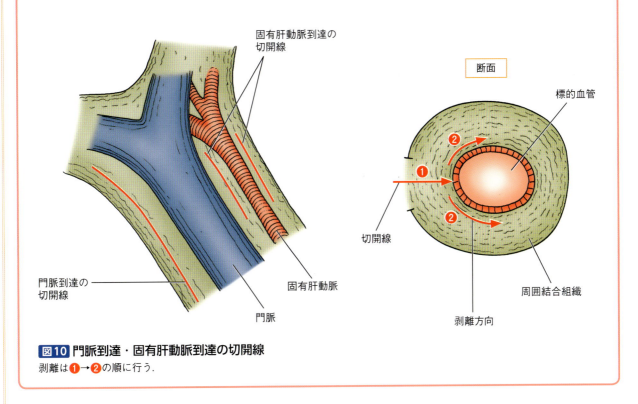

図10 門脈到達・固有肝動脈到達の切開線
剥離は❶→❷の順に行う．

- 確保する脈管に到達する際，剥離方向が血管からずれると余計な損傷の原因にもなり，また時間の無駄である．障害肝でのリンパ管は，腹水の原因となるため結紮を丹念に行う．
- 血管テープの過度な牽引は脈管損傷を防ぐため行わず，必ず支持用の鉗子を牽引する 図11．

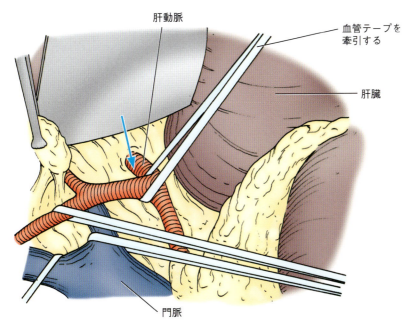

図11 血管テープの牽引
血管が屈曲するほど過度に引いてはいけない（矢印）．

Check
流入血遮断法は手技の確立された安全な方法である．場合によっては片葉阻血法も考慮する．

Don't!
リンパ節郭清の不要な肝切除では，過不足ない脈管剥離にとどめる．しかし，仮に剥離中に小枝を損傷した場合は，圧迫しつつ周囲の十分な剥離を行ってから止血を行う（慌てて狭い術野で止血を行わない）．

肝離断時出血量・胆汁漏軽減の工夫

point 2 肝下部下大静脈確保（必須ではない）

- 肝静脈が広く露出する離断面が予定される場合や，下大静脈の損傷が危惧されるような腫瘍の位置や，肝離断の場合には準備をしておくことも1つの選択肢である．

手技のポイント

Kocher授動術を併施しながら肝下部の後腹膜を十二指腸に沿って切開し，左右腎静脈の位置を確認する．その頭側の肝下部下大静脈を左右より周囲組織から慎重に剥離し，できるだけ裏まで十分に剥離する．大きめの直角型血管鉗子を挿入してテーピングし，ターニケットでのクランプを行えるようにしておく 図12．

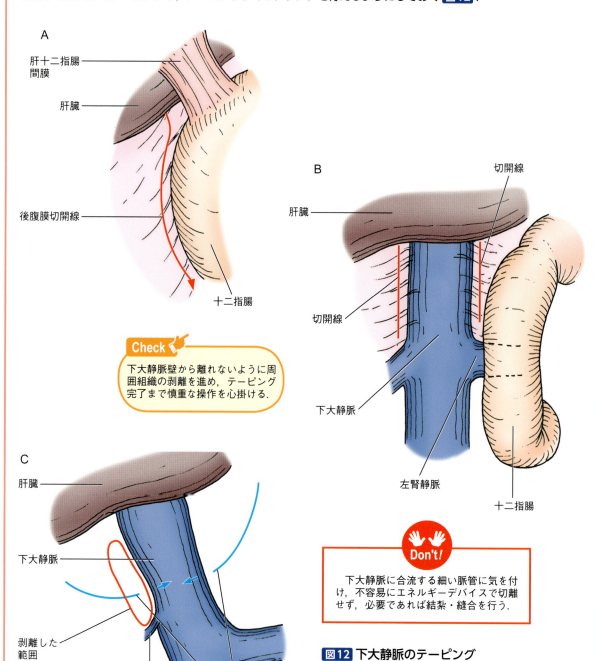

Check 下大静脈壁から離れないように周囲組織の剥離を進め，テーピング完了まで慎重な操作を心掛ける．

Don't! 下大静脈に合流する細い脈管に気を付け，不容易にエネルギーデバイスで切離せず，必要であれば結紮・縫合を行う．

図12 下大静脈のテーピング
A：十二指腸外縁に沿って電気メスで切開する．
B：下大静脈周囲の結合組織を血管に沿って切開する．
C：下大静脈から背側に走行する分枝に注意しながら注意深く，左右両方を剥離し，直角型の鉗子を挿入し血管テープを通す．

3 肝離断部位の展開

- 開腹手術における肝切除は，左手による用手的脱転操作や，テープで肝離断面を挙上する hanging maneuver など，術者の操作や離断の中心が開腹創の直視下とすることが，さまざまな緊急対応時には不可欠と考えられている 図13．
- 肝離断には，鉗子破砕法や，超音波破砕装置による実質破砕法などさまざまな方法が用いられているが，露出した脈管や索状組織は，結紮やクリッピング，エネルギーデバイスによる凝固切開などで処理する．施設によって方法が異なるため，本稿では割愛する．

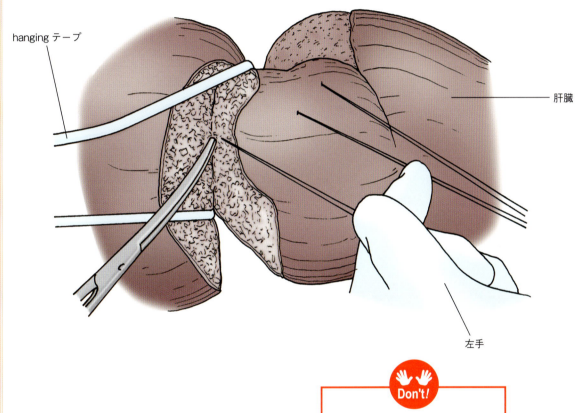

> **Don't!**
> 直視で操作が難しい深い部位での無理な肝離断は可能な限り避けるべきである．
> 術者の左手でうまく誘導しながら開腹創中心の直視下で，常に肝離断などの手術操作を行うことが基本である．

図13 hanging 離断面

point
4 肝実質や脈管処理

- 直接，主要脈管から分岐または合流する脈管を露出する場合は，引き抜けないように丁寧な操作を心掛ける 図14．

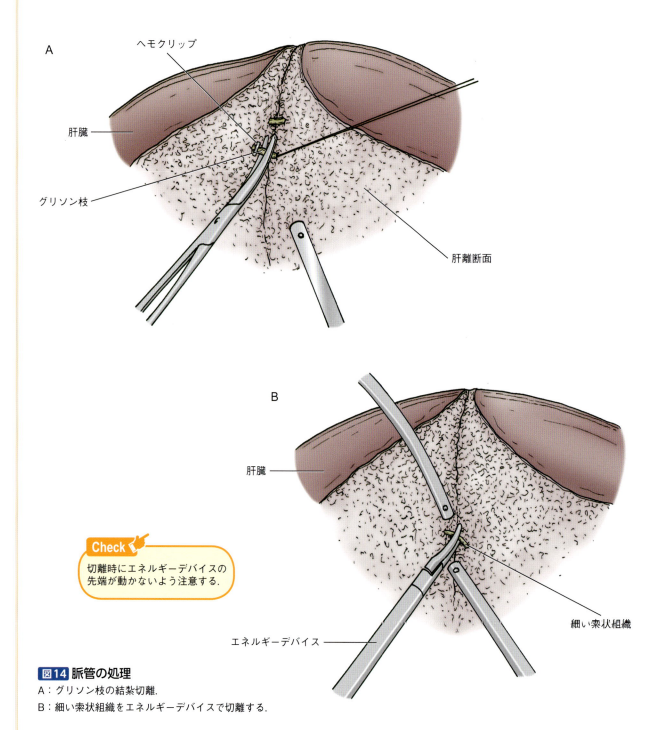

> **Check**
> 切離時にエネルギーデバイスの先端が動かないよう注意する．

図14 脈管の処理
A：グリソン枝の結紮切離．
B：細い索状組織をエネルギーデバイスで切離する．

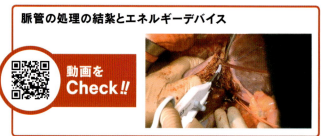

脈管の処理の結紮とエネルギーデバイス
動画をCheck!!
https://gakken-mesh.jp/app/webroot/ds/004las/7-2.html

- 縫合糸の結紮では，肝実質を割くことなく離断面に平行に示指を送り，的確な結び目を作れるよう 図15 に，確実な結紮技術を養う必要がある．肝切除での結紮では，結び目にかける示指の位置，方向，牽引する力，結んだ時の閉まり具合の手応えなど繊細な加減を要する．
- エネルギーデバイスを用いて脈管を把持し凝固・切開する場合は，脈管が損傷しないように鉗子本体を固定し動かさないことが大切である．

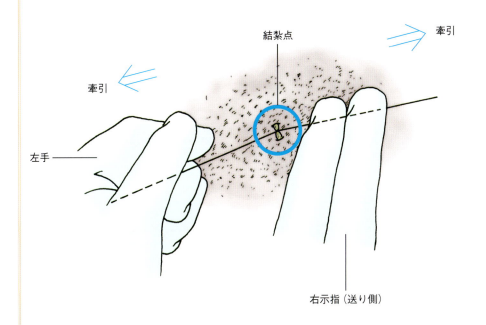

> **Don't!**
> 脈管遮断を行っている時間帯は，操作の確実性に加え時間との勝負でもあり，1分1秒たりとも気を抜いてはいけない．
> 　私見ではあるが，遮断解除中は出血に注意しつつ，遮断中の集中力を保つために，足踏みやリラクゼーションも必要と考える．

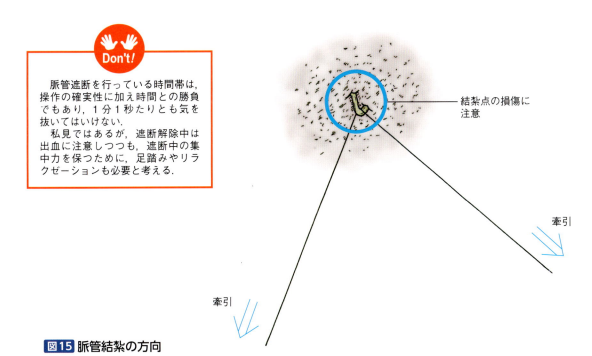

図15 脈管結紮の方向

手技のポイント

　肝切除で迅速確実な縫合を行うためには，他部位の消化器手術に比べ，助手は結紮の十分な鍛錬と経験が求められる．
　術者の操作を見ながら，助手は看護師に結紮糸の指示を早めのタイミングで行い，術者との阿吽の呼吸を図る（術者が鉗子を通してから縫合糸を指示していては，血流遮断時は時間が無駄になる．一手早いタイミングで！）．

point
5 肝離断時の止血

- 損傷の大きさや部位によって出血量や危険性は異なるが，ここでは肝離断面の止血について言及する．
- わずかな肝実質からの出血は，出血ポイントのみを熱凝固によって止血することは可能である．しかし，過剰な熱凝固は，組織が脆くなり再出血をきたすことがあり注意する．
- 露出する脈管から出血する場合は，近年用いられているソフト凝固[6]などの止血凝固機器を用いることは術者の選択によるが，必ず止血できるとは限らず，いたずらに凝固に固執して組織に過剰な熱損傷を与えないことが重要と考える 図1．
- 確実な止血が必要と思われる局面では，躊躇なく縫合止血が必要で，経験の少ない執刀医は縫合止血術をまずは会得すべきである．縫合技術のない術者は，肝切除時の大量出血に対処ができない．そのため，本稿では古典的ながら縫合止血術を解説する．

手技のポイント

一般的に，出血時はまず圧迫が基本とされているが，吸引で術野を目視でき，脈管枝の出血部位が明らかな場合は，出血させながらでも近傍に細い血管用，または吸収糸での最初の縫合をかけて牽引し，出血量を減らす 図16A．次いで，2針目のZ縫合で出血点を囲むが，2回目の縫合では最小限に確実なポイントを縫合する．Z縫合後の糸の牽引で止血が十分であることを必ず確認する 図16B．

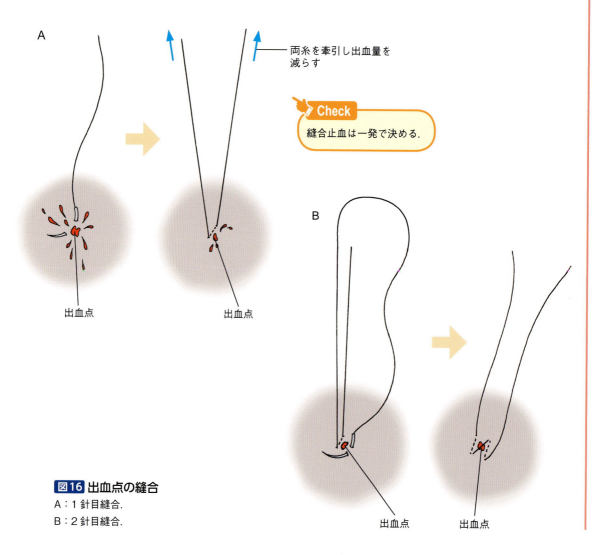

図16 出血点の縫合
A：1針目縫合．
B：2針目縫合．

> **Check**
> 縫合止血は一発で決める．

術者の左手が肝臓の把持のために使えない場合は，助手が縫合糸の牽引をサポートする．モスキート鉗子などの微細な鉗子での甘めの出血点の把持（止血できる範囲で甘く挟む）も，一時しのぎの一手と考える 図17A．

脆弱な組織で術後の出血が危惧される場合，止血材の貼付も有効である 図17B．

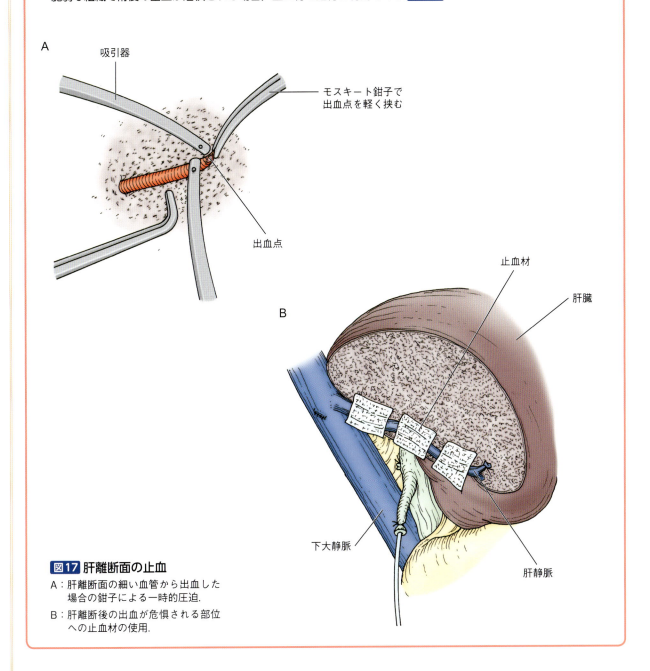

図17 肝離断面の止血
A：肝離断面の細い血管から出血した場合の鉗子による一時的圧迫．
B：肝離断後の出血が危惧される部位への止血材の使用．

- 出血点近傍に1針目をかけて牽引し，出血点を確認しながら囲むように2針目をかける．止血を確認して，肝実質を割かないように（でも，緩まないよう），丁寧に肝離断面に沿って結紮する．

Don't!
止血を十分確認しないまま，いたずらに縫合止血を繰り返し行ってはいけない．止血できない場合は，圧迫しながらその原因を一寸考える．

縫合止血

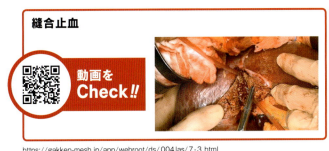

動画をCheck!!

https://gakken-mesh.jp/app/webroot/ds/004las/7-3.html

肝離断時出血量・胆汁漏軽減の工夫

- 肝離断面の肝実質の深く狭い裂け目からの出血は経験者でも止血に難渋するので，止血方法は上級医の判断を仰ぐのが無難である 図18．
- 主要グリソン鞘近傍の分枝の止血では，大きく縫合をかけすぎることで，伴走するほかの脈管を損傷しないように注意する．
- 助手による出血中の吸引は，出血部位よりやや離れた位置に固定し，視野の確保に努める 図19．助手が吸引に気を取られ，出血部位を隠すことで術者やほかの助手の出血点確認の妨げになってはいけない．止血操作に手間取っている時間帯は圧迫などが有用であり，やたらと出血点を吸引し続けて出血量を増やすことは避けるべきである．

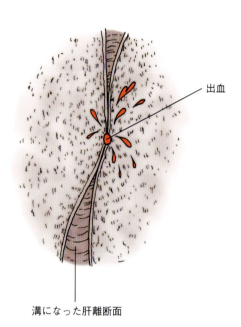

図18 溝になった離断面からの出血

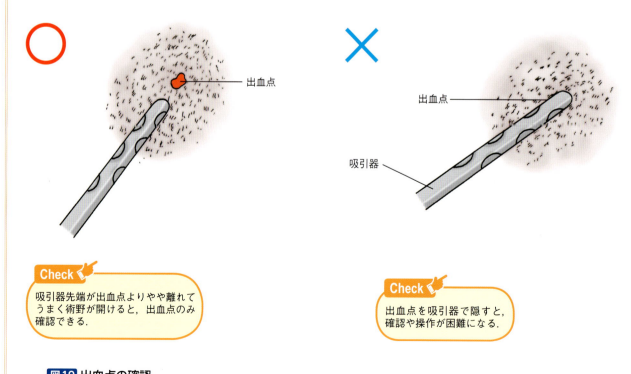

Check
吸引器先端が出血点よりやや離れてうまく術野が開けると，出血点のみ確認できる．

Check
出血点を吸引器で隠すと，確認や操作が困難になる．

図19 出血点の確認

- 間欠的流入血遮断は安全な方法として確立されているが，遮断時間の長さに術後肝障害が危惧される[7]．遮断時間の上限は定かではないが，遮断時の離断操作は迅速性も必要で，筆者らは90〜120分を全遮断時間の目標上限としている．
- 肝門部血行遮断により門脈や動脈からの出血を軽減させることは多くの場合で可能であるが，肝静脈枝の出血で難渋することは多い．また主要肝静脈を大きく露出する離断面では，分枝からの出血はある程度予測される．
- 中心静脈圧軽減や頭高位などの対処で制御が困難な場合には，下肢からの還流量を減らす方法がRahbariらによって報告されている[8]．図20A．簡便であるため，緊急時にも対応できるが，その他には胸部外科領域で肺動脈損傷時に用いられる方法で，大きめのツッペル鉗子などで下大静脈を前方から適度に圧迫する方法も緊急時の一手である．図20B．

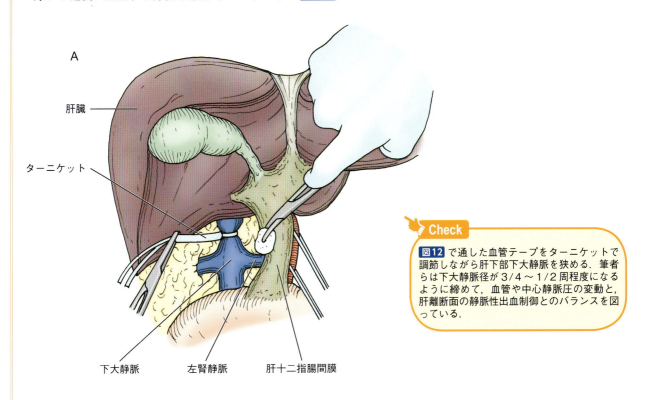

Check
図12で通した血管テープをターニケットで調節しながら肝下部下大静脈を狭める．筆者らは下大静脈径が3/4〜1/2周程度になるように締めて，血管や中心静脈圧の変動と，肝離断面の静脈性出血制御とのバランスを図っている．

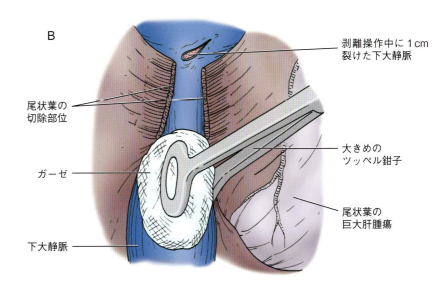

Check
下大静脈が高度な癒着などで脆い状況で，不意に裂けて大出血をきたした場合，術者の左手指で押さえすぎないよう圧迫した．圧迫を解除すると出血で視野が取れなかったので，助手が大きめのツッペル鉗子で圧迫調節すると縫合が可能な視野が得られた（筆者経験の症例）．

図20 下大静脈の圧迫
A：下肢からの還流量の軽減．
B：大きめのツッペル鉗子による圧迫．
（七島篤志，阿保貴章，角田順久，ほか．尾状葉原発の巨大肝細胞癌に対する部分切除術．消化器外科 2015; 38: 1379-90. を参考に作成）

- 肝下部下大静脈の遮断は，下大静脈径が3/4〜1/2周程度になれば十分である 図21 ．それ以上では，血圧が維持できなくなることが多い．麻酔のモニタリングと合わせながら調整を図ることが肝要で，無用に輸液や昇圧剤を使用しないよう注意が必要である．

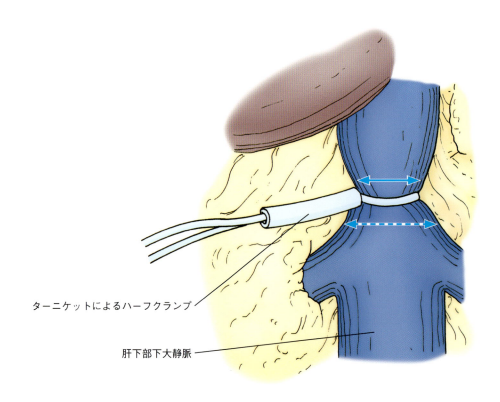

図21 肝下部下大静脈の遮断
点線の直径の3/4〜1/2程度になるように遮断する．
（七島篤志，阿保貴章，角田順久，ほか．尾状葉原発の巨大肝細胞癌に対する部分切除術．消化器外科 2015；38：1379-90．を参考に作成）

- この遮断法で肝静脈分枝からの出血減少の効果が得られれば，術野が極めてドライとなり，余裕をもって肝離断や止血操作が可能である．時間的制限はなく，連続して行える．筆者らは，本法による肝障害を経験したことはない．
- 下大静脈遮断法は，技量のある肝臓外科医には不要という意見もあろうが，大量出血時の対応や経験の少ない医師の教育には有用と考える．

手技のポイント

十分な肝下部下大静脈の剥離の下で慎重にテーピングを行う．完全遮断はできないため，ターニケットによる狭窄の調整と，麻酔科医との連携が必要である．最大血圧は80mmHgを下回らないようにモニタリングする．

全例には不要で，必要時にのみ行うべきである（5分で操作可能）．

point 6 胆汁漏の確認と修復

- 胆汁漏は術後に判明する場合もある．致死的合併症になることは少ないが長期入院の原因となるため，可能な限り術中に修復すべきである．
- 離断中，細いグリソン枝を損傷した場合や，エネルギーデバイスで不十分な凝固を行った場合に認められることがある．2〜3mm以上のグリソン枝として認識されるものは結紮が無難と筆者らは考える．
- 胆汁色であるため，綺麗なガーゼで拭くと明瞭である．離断中に気付いた時点で縫合修復（止血時と同じZ縫合）する．
- 肝門部グリソン鞘近傍での胆管縫合・修復は細い血管用縫合糸で愛護的な縫合が必要であるが，詳細は割愛する．

> **Don't!**
> 術前・術中のグリソン枝走行を理解しないまま，離断型胆汁漏を形成してはいけない．離断型は難治性であるため，グリソン枝の走行を術前画像と照らし合わせ，術中に離断型であることが判明した場合にはその領域の肝離断の追加も考慮する．

> **Check**
> 肝離断中に気付いた胆汁漏は，その場で修復する．

> **Check**
> 肝離断面が大きい，または複雑な肝切除では，胆汁漏の可能性が高くなることを十分留意する．

胆汁漏のチェックおよび予防

- 胆嚢管に留置したチューブからの生理食塩水＋空気や，色素注入などによる胆汁リークテストを行う 図22．胆管の流出部を圧迫しながら胆管に圧をかけるが，過剰な圧注入は無用な胆汁漏部を形成するため，胆管が張った時点までで留める．

> **Check**
> 術中可能な限り丹念な胆汁漏の確認を行い，閉腹時まで離断面に注意を図る．

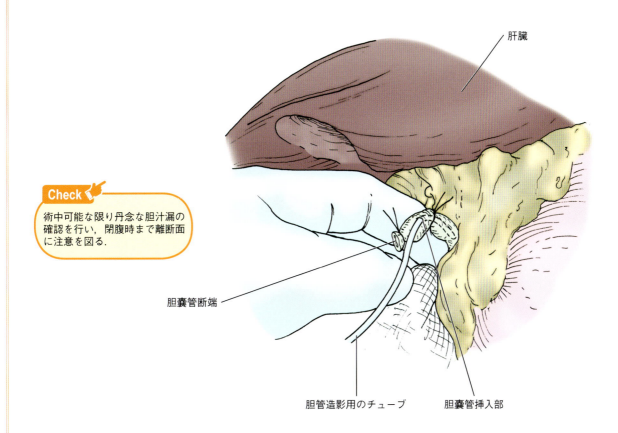

図22 術中胆汁漏確認用胆嚢管チューブの留置

- 術中胆管造影でも胆管損傷の確認は可能である 図23A．
- 胆汁漏予防に，フィブリン糊や止血材の貼付が有効とされるエビデンスはない．
- 術後の胆汁漏が懸念される離断面であれば，胆汁漏の予防と確認を目的に術後抜去可能なCチューブを胆嚢管へ留置することで，胆管内の減圧と術後造影に用いることができる[9]．
- インドシアニングリーン（indocyanine green；ICG）などの蛍光色素によるPhotodynamic Eye®で捉えるICG-PDE法は，微細な胆汁漏検出の感度が高いと報告されているが[10]，現行では保険適用外の使用薬のため，施設での倫理審査や臨床試験の手続きが必須と思われる 図23B．

Don't!
胆汁リークテストに濃い色素を用いると，胆汁漏部が着色して落ちないことに注意する．胆管側壁の孔を縫合する場合は，ルーペを用いて残すべき胆管が狭窄ないし閉塞しないように慎重に縫合すると良い．

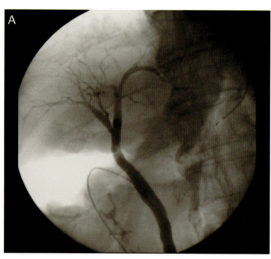

図23 術中胆汁漏確認
A：術中胆道造影．B：微細な胆汁漏の蛍光（矢印：胆汁漏）．
（Abo T, Nanashima A, Tobinaga S, et al. Usefulness of intraoperative diagnosis of hepatic tumors located at the liver surface and hepatic segmental visualization using indocyanine green-photodynamic eye imaging. Eur J Surg Oncol 2015；41：257-64．より引用）

手技のポイント

胆嚢管の総胆管合流部1cmくらいの部位をハサミで鋭的に半周切開し，切開部から胆管内までモスキート鉗子や胆道ゾンデで機械的にらせんひだを拡張し，造影用チューブを通し胆管内に留まっていることを確認する（挿入部より3〜4cm）図23A．用手的に下部胆管を圧迫するか，ブルドック鉗子で十二指腸内への排出を抑制する．

生理食塩水を5mLほど注入後，胆管が拡張してくる感覚が得られるまで空気を注入する．注入の抵抗を感じ取れるように，10mL程度までのシリンジを使用する．留置前に離断面をきれいに拭いておき，皆で漏れ出てくる泡の存在を探る 図24．認められた孔は，5-0程度の細い血管用縫合糸でZ縫合し修復する．胆管が過度に拡張するほどの圧を加えると，結紮していた胆管枝が破裂することがあるので注意する．

肝葉切除などで術中胆管造影を行う際も確認するが，微細な胆汁漏の発見は困難である．最後に，留置したチューブからできるだけ空気を抜き，生理食塩水を満たして胆汁の逆流を確認し，結紮閉鎖する．

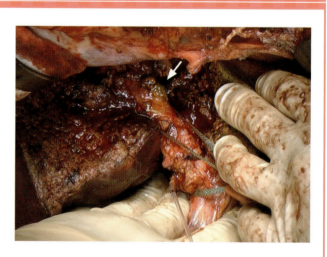

図24 胆汁漏の確認（矢印）

7 ドレーン留置と閉腹

- 排液が確認できる最適な腹腔内ドレーンの留置が望まれ，術後もドレーンの排液の変化に注意する．
- しかし，今日では予防的な留置はエビデンスがなく，必須ではなくなっている．

術後チェックポイント

- ☑ 後出血や遅発性胆汁漏に注意する．
- ☑ 体腔内ドレーンがあれば，内容や量の確認と排液ビリルビン濃度の検査を行う．
- ☑ 術後の血圧や脈拍の変動に注意し，血液検査で貧血の進行がないかを確認する．

起こりやすい合併症

1 後出血による出血性ショック
輸血，再開腹止血を行う．

2 遅発性胆汁漏，縫合不全，膿瘍形成
ドレーンや穿刺ドレナージによるチューブ造影，DIC-CT（点滴静注胆囊造影CT；drip infusion cholangiographic-computed tomography），内視鏡的胆管造影による胆汁漏部の確認と胆管内の減圧を行う．また，体腔内ドレーンによる瘻孔化や，再開腹修復術を行う．

文献

1) Nanashima A, Abo T, Arai J, et al. Usefulness of vessel-sealing devices combined with crush clamping method for hepatectomy: a retrospective cohort study. Int J Surg 2013; 11: 891-7.
2) Hamada T, Nanashima A, Yano K, et al. Significance of a soft-coagulation system with monopolar electrode for hepatectomy: A retrospective two-institution study by propensity analysis. Int J Surg 2017; 45: 149-55.
3) 高山忠利．肝臓外科の要点と盲点 第2版．東京：文光堂；2013．
4) Makuuchi M, Yamamoto J, Takayama T, et al. Extrahepatic division of the right hepatic vein in hepatectomy. Hepato-Gastroenterol 1991; 38: 176-9.
5) 山崎 晋．国立がんセンター編 肝癌（新 癌の外科-手術手技シリーズ7）．東京：メジカルビュー社；2003．
6) Hirokawa F, Hayashi M, Miyamoto Y, et al. A novel method using the VIO soft-coagulation system for liver resection. Surgery 2011; 149: 438-44.
7) Nanashima A, Sumida Y, Murakami G, et al. Ischemic time by the intermittent occlusion of hepatic inflow (Pringle's maneuver) influences surgical outcome after hepatectomy. Acta Medica Nagasakiensia 2016; 60: 109-17.
8) Rahbari NN, Koch M, Zimmermann JB, et al. Infrahepatic inferior vena cava clamping for reduction of central venous pressure and blood loss during hepatic resection: a randomized controlled trial. Ann Surg 2011; 253: 1102-10.
9) Nanashima A, Abo T, Shibuya A, et al. Does the placement of a cystic duct tube after a hepatic resection help reduce the incidence of post-operative bile leak? HPB (Oxford) 2013; 15: 517-2.
10) Kaibori M, Ishizaki M, Matsui K, et al. Intraoperative indocyanine green fluorescent imaging for prevention of bile leakage after hepatic resection. Surgery 2011; 150: 91-8.
11) 七島篤志，阿保貴章，角田順久，ほか．尾状葉原発の巨大肝細胞癌に対する部分切除術．消化器外科 2015; 38: 1379-90.
12) Abo T, Nanashima A, Tobinaga S, et al. Usefulness of intraoperative diagnosis of hepatic tumors located at the liver surface and hepatic segmental visualization using indocyanine green-photodynamic eye imaging. Eur J Surg Oncol 2015; 41: 257-64.

1章 肝臓

術中超音波検査の基本
（Fundamental Procedures of Intraoperative Ultrasound）

▶▶ 工藤宏樹，有田淳一，長谷川　潔
（東京大学医学部附属病院肝胆膵外科・人工臓器移植外科）

手技のゴール

- 腫瘍と脈管との位置関係を把握できる．➡ 1 ～ 4
- 腫瘍の質的診断ができる．➡ 4
- 系統的肝切除の範囲を決定できる．➡ 6
- 剥離の操作や肝離断のガイドのツールとして利用できる．➡ 5 ～ 7

》手技の適応・目的

- 開腹・腹腔鏡下，良性・悪性腫瘍を問わず，すべての肝切除が適応である．
- 術中超音波検査の役割として，肝離断前の最終画像診断，ドップラー法による血流評価，系統的染色の穿刺ガイド，剥離および肝離断のガイド（hanging maneuver や肝離断面のガイド）が挙げられる．

〈手技を行う理由〉

- 腫瘍の見逃しをなくし，やがて再発として発見されるだろう腫瘍も切除することで，無再発生存を増やす．
- 十分な surgical margin を確保し，過不足ない正確な肝離断を行う．
- 局所解剖を把握して剥離や肝離断を正確かつ安全に行う．

》検査時の注意点

- あらゆる位置から，あらゆる方向に肝内を観察できるため，慣れないと逆にオリエンテーションに迷うことが多い．

>> **術前準備・チェック**

- 前もって術前画像から脈管と腫瘍の位置関係を把握しておく．
- 冠状断画像 図1A や3D-CT，シミュレーション画像 図1B，図1C をチェックしておくとわかりやすい．
- 初心者は術前画像をもとにシェーマを作成し 図1D，それを見ながら術中超音波（intraoperative ultrasound；IOUS）を行って記録するとよい．

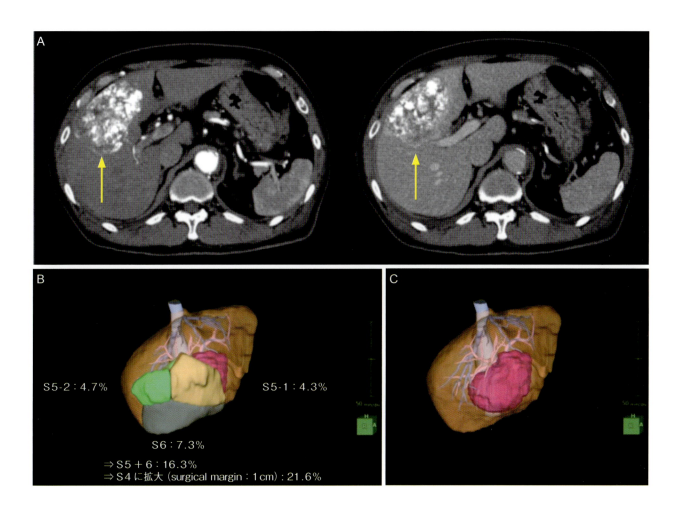

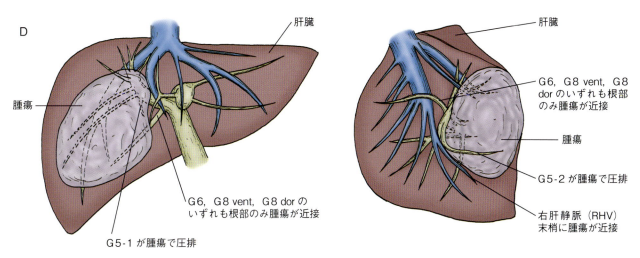

図1 術前画像

70歳男性のB型肝炎既感染，S5/6/4にまたがる単発の7cm大の肝細胞癌（矢印）で肝動脈塞栓化学療法後の自験例のCT像（A）．$ICGR_{15}$（ICG負荷試験値）は18.0%．各segmentのvolumetryを計算しておき（B），なるべく肝実質を温存した拡大S5/6解剖学的切除を行うことにした．シミュレーション画像（C）や術前画像をもとにしたシェーマ（D）を自分なりに描いておくと，術中超音波を施行したときに脈管のオリエンテーションが付きやすい．

術中超音波検査の基本

≫ 手術体位

- 体位は仰臥位で行う 図2．
- 開腹の場合は，基本的に術者は患者の右側に立つ．

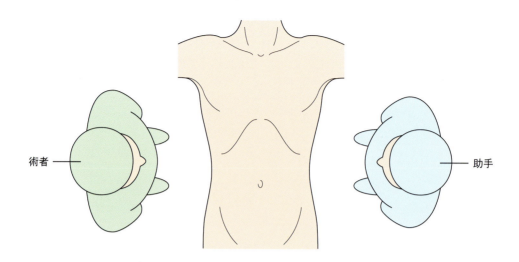

図2 手術体位

検査手順

1. IOUS（B モード） ……………………… p.130
2. intraoperative elastography ……… p.132
3. ドップラーモードによる評価 ………… p.133 (point)
4. 術中造影超音波（CE-IOUS）………… p.134 (point)
5. hanging maneuver のガイド ………… p.137
6. 解剖学的肝切除の範囲決定 …………… p.138 (point)
7. 肝離断のガイド ………………………… p.140

検査手技

1 IOUS（B モード）

- アーチファクトのない画像を得るためには，肝表面に生理食塩水をかけて観察する．
- 当教室では，開腹下では外側区域肝は左から右に向けて肝表面に沿って走査し，S4 および右肝は門脈に沿って P4 superior，P4 inferior，P8 ventral，P8 dorsal，などと門脈を追跡できるかぎり分枝ごとに末梢まで観察する．

- プローブは単にスライドして走査するのではなく，扇走査を行いながら少しずつスライドしていくと良い 図3A ．通常，4次分枝程度までは，胆管あるいは動脈が門脈に伴走するのがわかる．
- その後，肝表面は肝表面のみに焦点を当てて走査する．1cm以浅の領域は，滅菌済みハイドロジェルパッド 図3B をスペーサーとして用いて病変を探すと良い．

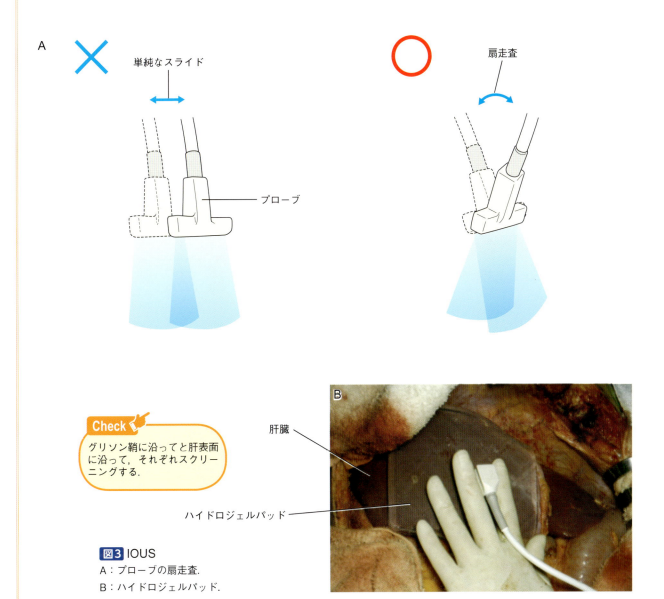

Check
グリソン鞘に沿ってと肝表面に沿って，それぞれスクリーニングする．

図3 IOUS
A：プローブの扇走査．
B：ハイドロジェルパッド．

- 左肝は横隔面からすべての領域を走査できるが，右肝においては横隔面からの走査だけで後区域をすべて観察することは難しい．したがって，後区域肝を臓側面や無漿膜野から走査することにも慣れる必要がある（図8D を参照）．
- 初心者においては，体外式で見慣れている，心窩部横走査や肋間走査と同じ断層像を出してから，次第に角度を変えるように見ると，各脈管のオリエンテーションを見失わない．脈管を中枢に追って肝門から出ているのであれば門脈であるし，下大静脈に入るものは静脈であるので，見ている脈管が門脈なのか静脈なのか落ち着いて全体を走査すればわかる．
- また，門脈は静脈よりも厚い高輝度の壁で囲まれている脈管構造であることも，門脈か静脈かを区別する一助となる．

2 intraoperative elastography

- 開腹下[1]においても，触診が不可能な腹腔鏡下肝切除[2]においても，intraoperative elastography は腫瘍触診に代わるツールとなる 図4．
- IOUS では描出されにくい腫瘍でも，intraoperative elastography で把握できる場合もある[1]．

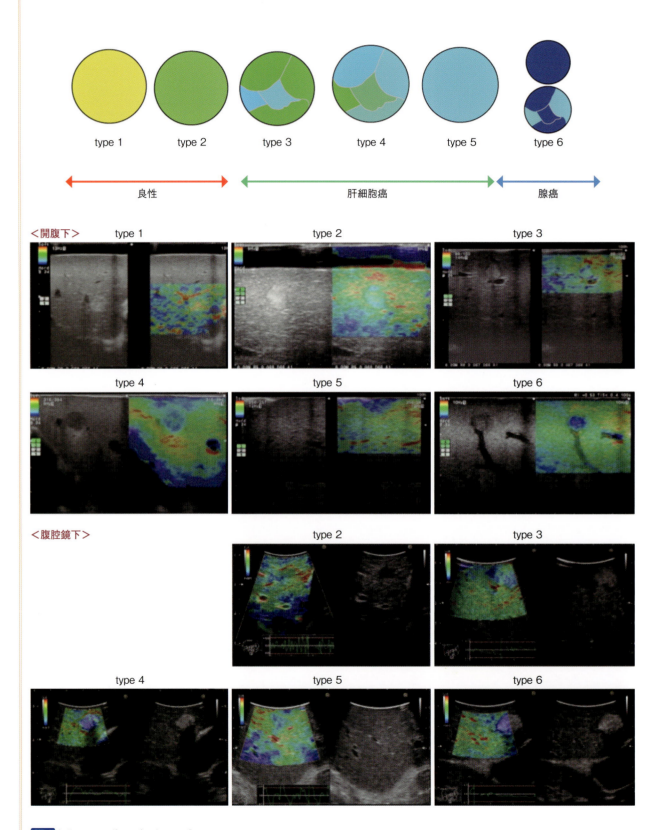

図4 intraoperative elastography
開腹下でも腹腔鏡下でも modified elasticity type of liver tumor classification（modETLT）を用いれば，type 3, type 4 または type 5 が肝細胞癌として，type 6 を腺癌として診断できる．

3 ドップラーモードによる評価

- 特に肝外でグリソン鞘を切離したり，動門脈を個別に処理したりする肝葉切除や区域切除などの場合，結紮をする前に血流を遮断すると残存側の肝内血流が落ちないかどうかを見るときにドップラーモードで血流を評価する 図5 .
- 肝静脈を合併切除する肝切除を想定してうっ血域の範囲を調べるために，肝動脈を遮断し，切離予定の静脈をブルドック鉗子で遮断すると，うっ血域が肝表面に現れるのでこれを見る．または，肝動脈を遮断せずに肝切除前に切離する予定の静脈のみ遮断し，IOUSで門脈から逆流することにより動脈血がドレナージされるかどうか見ることで評価できる．
- 肝静脈を合併切除する肝切除では，肝切除終了後，うっ血域の範囲の評価を再度行う．すなわち，肝動脈を遮断すると残肝にうっ血域が肝表面に現れるのでこれを見たり[3]，肝動脈を遮断せずにIOUSで門脈の逆流があるかどうかを見たりして評価する．

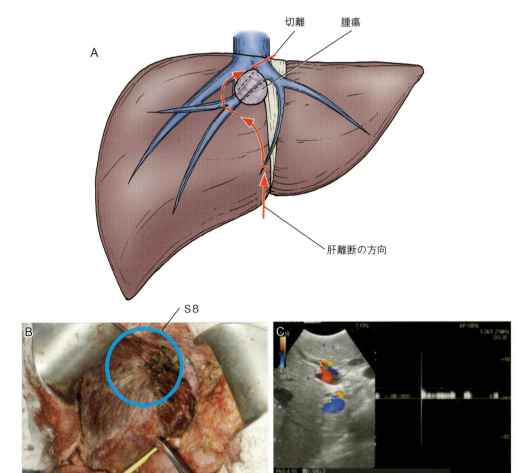

図5 ドップラーモードで血流を評価
腫瘍が中肝静脈根部で背側に接して存在しており（A），中肝静脈を合併切除する拡大外側区域切除を施行した．残肝（B）でS8において，IOUSでP8および門脈前区域の血流に逆流がないことを確認でき（C），うっ血域がないことがわかった．

手技のポイント

造影超音波で評価している間にBモードやドップラーモードで走査するとmicrobubbleが壊れて正確な造影超音波ができなくなる．造影超音波をする前に，BモードやドップラーモードなどでのPM評価を済ませておく．

4 術中造影超音波（CE-IOUS） 図6 〜 図9

早期相 図6B

- ソナゾイド®をボーラス静注し，超音波プローブをほぼ固定したまま，静注直後からソナゾイド®専用のハーモニックモード（MI = 0.2 〜 0.4，超音波装置によりやや異なる）で早期相の観察を行う．なお，わが国の標準用量である 0.015 mL/kg という用量は諸外国に比べやや多く，エコーの専門家はその半量程度で用いることもしばしばである．
- 肝細胞癌の IOUS において，早期相の間は連続して単一の対象結節のみを観察するが，対象は IOUS で発見された新結節，術前診断が未確定の結節，術前から肝細胞癌と診断されている結節，の順で優先して行う．目標の最大断面，または関心断面でプローブを固定する．目安は1分だが，通常は正確にボーラス静注すれば 15 〜 20 秒で動脈血流を観察できることが多い．
- IOUS で 2 個以上の新結節を発見した時，あるいは後述のクッパー相で新たな低エコーの結節を発見した時はソナゾイド®を再静注して血流動態を観察する[4]．

> **Check**
> ハーモニックモードでは低フレームレートなので，ゆっくりプローブを走査し小病変を見逃さないようにする．
> 2 cm 未満の血管腫は，早期相での染まり込みが早く，クッパー相で低エコーの結節として描出されることが多いため，鑑別にはダイナミック CT の造影パターンや MRI の T2 強調画像も参照する．

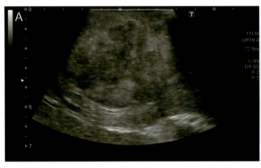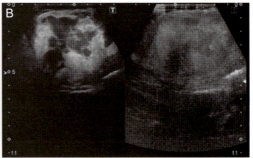

図6 術中超音波所見（図1 の症例）
A：IOUS．IOUS で mosaic pattern を示している．
B：CE-IOUS（早期相）．CE-IOUS を行い，左側がハーモニックモード，右側が B モードの画像であるが，早期相では一部は壊死を反映した乏血性の部分を含み，腫瘍の生存している部分は多血性な腫瘤であることがわかる．

クッパー相 図7

- ソナゾイド®静注後 15 分以上経った後，IOUS と同じ手順で segment ごとに，またハイドロジェルパッドを用いて肝表面に沿ってスクリーニングする．ソナゾイド®静注後，最大 120 分程度までクッパー相の効果がある．これ以上経った後に評価したい場合，もしくはハーモニックモードからドップラーモードや elastography など，他のモードにいったん切り替えた場合は，追加で再静注すればハーモニックモードで評価を続けることができる．
- 肝細胞癌の場合は，早期相で多血性に描出されるかクッパー相で低エコーの病変を切除対象としている[5,6]．
- 肝転移の場合は，早期相は特に必須としていないが，クッパー相で低エコーの病変を切除対象としている[5,7]．

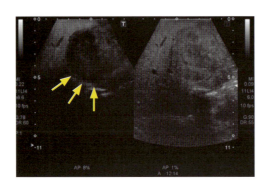

> **Check**
> CE-IOUS クッパー相においては IOUS と同様に，segment ごとにグリソン鞘に沿って，または肝表面に沿って，それぞれスクリーニングする．

図7 術中超音波所見（図1 の症例）
CE-IOUS（クッパー相）．クッパー相では低エコーの腫瘤として描出されており，造影することにより腫瘍の辺縁（矢印）がより鮮明に把握できる．

手技のポイント

典型的な肝細胞癌の IOUS，CE-IOUS の所見を 図8 に示す．

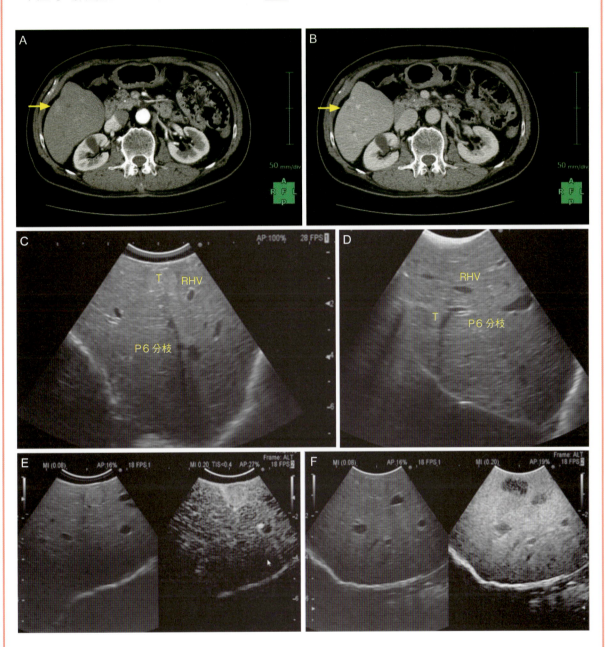

図8 肝細胞癌 IOUS，CE-IOUS 典型例
A：造影 CT 動脈相．B：造影 CT 門脈相．C：IOUS．D：IOUS（臓側面）．E：CE-IOUS 早期相．F：CE-IOUS クッパー相．
65歳男性の慢性 C 型肝炎，系統的 S7 切除後3年の S6 φ1.5cm 大の肝細胞癌術後再発の自験例（A，B）．$ICGR_{15}$（ICG 負荷試験値）は4.3%．シミュレーション（B）は P6 分枝を系統的に切除することを想定した．腫瘍は IOUS などでエコーの腫瘤として描出され（C, D），CE-IOUS 早期相で多血性（E），クッパー相で低エコーの腫瘤として描出され（F），肝細胞癌の所見である．

IOUSの走査
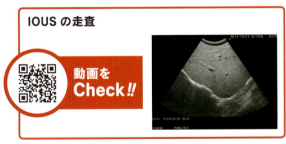
https://gakken-mesh.jp/app/webroot/ds/004las/8-1.html

典型的な肝細胞癌の CE-IOUS 所見
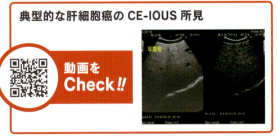
https://gakken-mesh.jp/app/webroot/ds/004las/8-2.html

手技のポイント

典型的な血管腫の CE-IOUS の所見を **図9** に示す．

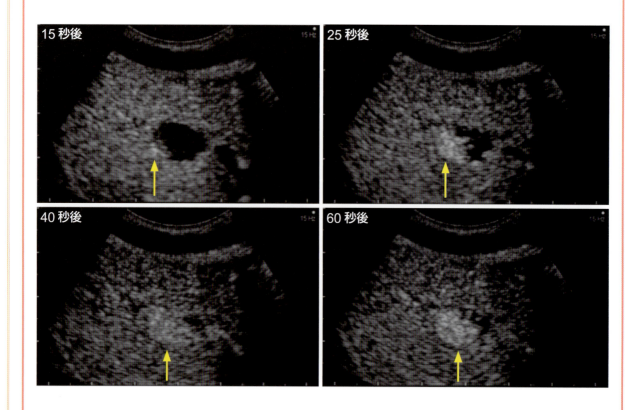

ソナゾイド®は卵または卵製品にアレルギーを有する患者には原則禁忌となっている．ただし，全身麻酔管理下であるので特に必要とする場合には慎重に投与する．

図9 典型的な血管腫の CE-IOUS 所見（filling-in pattern）
画像の左上の数値はソナゾイド®を静注した後の秒数を表している．
経時的に周囲から中心に向かって染まりこむ所見である（矢印）．

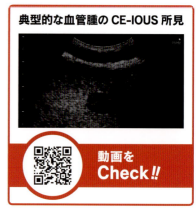

典型的な血管腫の CE-IOUS 所見

動画を Check!!

https://gakken-mesh.jp/app/webroot/ds/004las/8-3.html

5 hanging maneuver のガイド

- 下大静脈前面にシロッカーテープを通し，肝離断線のメルクマールとしたり，離断する肝実質を挙上したりする hanging maneuver[8] を安全に行うために，ベルギッティケリー鉗子の先端をメルクマールにしてエコーガイド下に行う[9] 図10．

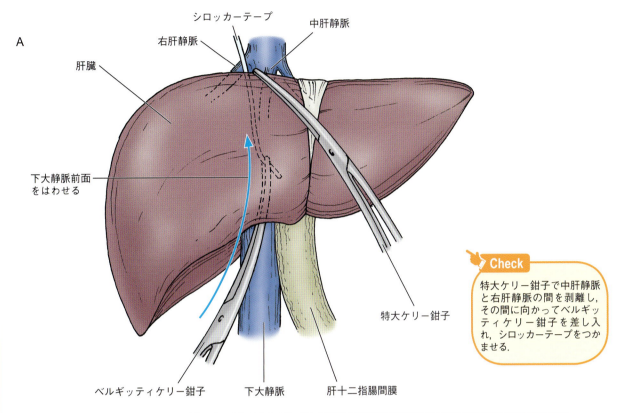

Check
特大ケリー鉗子で中肝静脈と右肝静脈の間を剥離し，その間に向かってベルギッティケリー鉗子を差し入れ，シロッカーテープをつかませる．

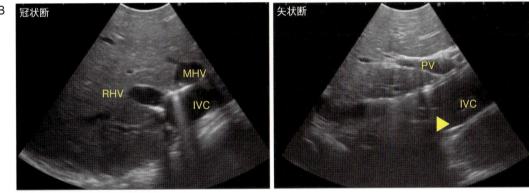

図10 hanging maneuver
A：ベルギッティケリー鉗子を用いて hanging maneuver を行う．
(Kokudo N, Imamura H, Sano K, et al. Ultrasonically assisted retrohepatic dissection for a liver hanging maneuver. Ann Surg 2005; 242: 651-4. を参考に作成)

B：ベルギッティケリー鉗子を下大静脈の前面に差し入れている時に IOUS を行い，ベルギッティケリー鉗子の位置を確認する．ベルギッティケリー鉗子の後方には多重エコーが伸びている（矢頭）．

hanging maneuver のためのシロッカーテープの通し方

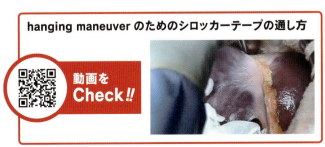

https://gakken-mesh.jp/app/webroot/ds/004las/8-4.html

point
6 解剖学的肝切除の範囲決定

- 支配領域の同定は肝門アプローチによる阻血かエコー下穿刺による染色法[10]による．後者は，肝動脈血をフォガティ鉗子で一時的に遮断し，IOUSガイド下に目標とする門脈枝に5mLのインジゴカルミンを，22Gカテラン針を用いて穿刺注入する．
- 必要に応じて麻酔科医に依頼して呼吸を停止してもらう．
- 肝表面に染色域が出現したら，消失しないうちに電気メスで肝表面をマーキングする．
- このマーキングに沿って肝離断を開始し，IOUSでガイドしながら処理すべきグリソン鞘の根部に向かって進む．各グリソン領域の境界には，原則として肝静脈が存在するので，これを確実に露出するようにIOUSでガイドすることも重要である．

手技のポイント

系統的切除を行うための補助として，インジゴカルミンにソナゾイド®を混注してこれを染色に用い，CE-IOUS上で離断面の立体的な形状を把握する方法がある 図11 [11]．

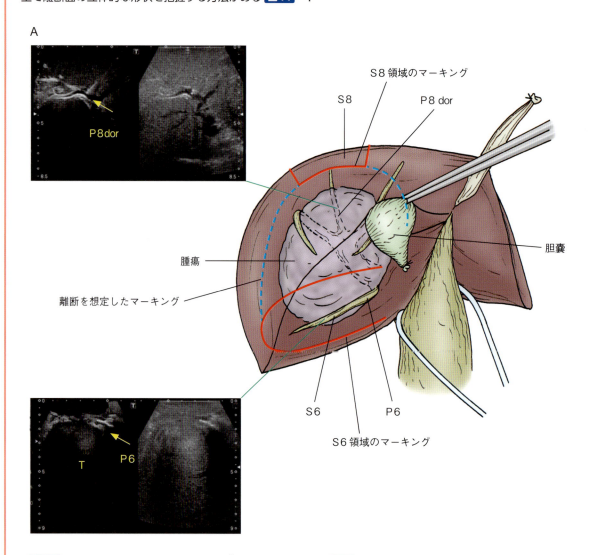

図11 インジゴカルミン＋ソナゾイド®による門脈染色（図1の症例）
A：P8dorを染色し，S8の領域をマーキングし（counter-staining），さらに，P6を染色し，S6の領域をマーキングした．両者の右端をスムーズに電気メスでつなげてマーキングし，腫瘍から1cmのsurgical marginをつけてS4に拡大して切除する離断を想定し電気メスでマーキングした．

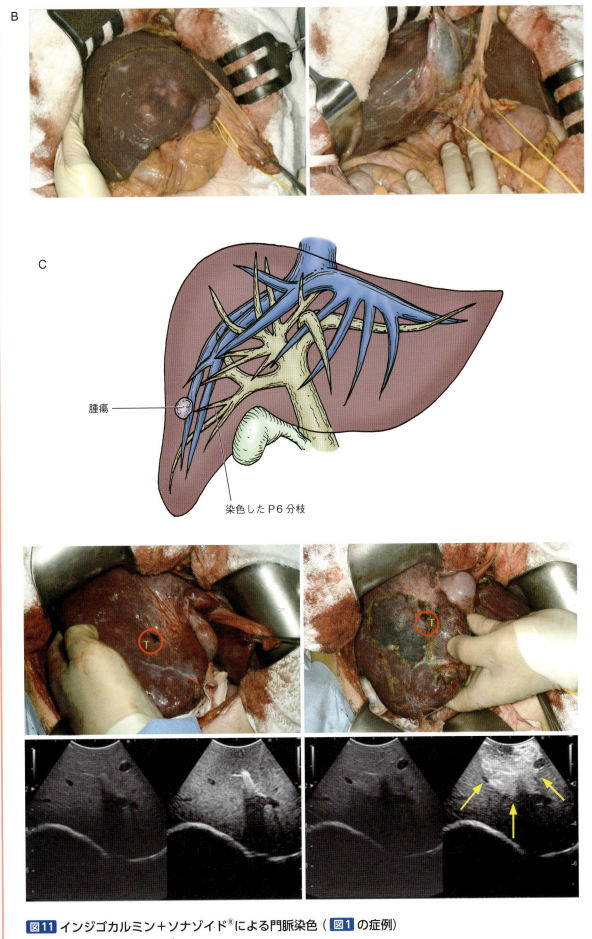

図11 インジゴカルミン＋ソナゾイド®による門脈染色（図1 の症例）

B：離断前の肝表面のマーキング．
C：腫瘍に向かうP6の分枝を染色し，染色域を電気メスでマーキングした（図8 の症例）．インジゴカルミンによる肝表面の染色のみならず，混注したソナゾイド®によりCE-IOUS上で染色した領域が立体的に把握できる（矢印）．

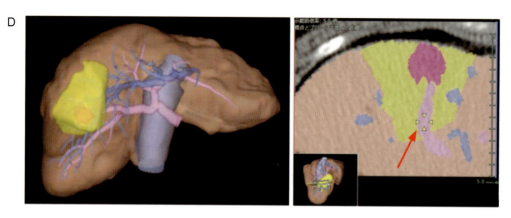

図11 インジゴカルミン＋ソナゾイド®による門脈染色（図1 の症例）
D：術前シミュレーションと virtual IOUS．想定した穿刺ポイント（矢印）．

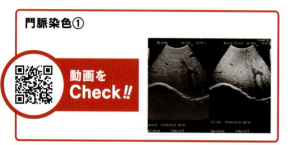

門脈染色①
https://gakken-mesh.jp/app/webroot/ds/004las/8-5.html

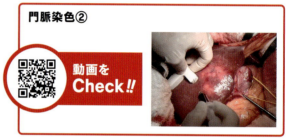

門脈染色②
https://gakken-mesh.jp/app/webroot/ds/004las/8-6.html

7 肝離断のガイド

- IOUS で離断面は高エコーの線として描出されるので，肝離断面が離断前に想定した面になっているかを適宜確認しながら離断を行う 図12．
- 切離予定のグリソン鞘を露出したら，そのグリソン鞘を結紮糸で確保し，これを牽引するところを IOUS で確認すれば，IOUS 上で結紮するポイントを確認できる[12]．

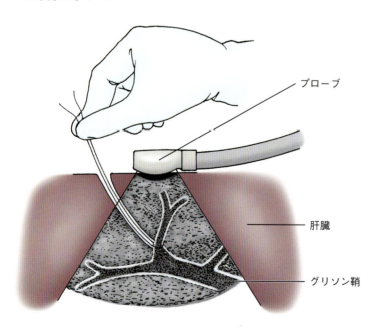

図12 肝離断面の確認と hooking technique
（Torzilli G, Takayama T, Hui AM, et al. A new technical aspect of ultrasound-guided liver surgery. Am J Surg 1999; 178 (4): 341-3. を参考に作成）

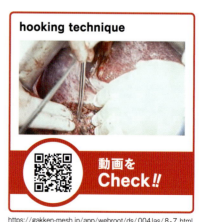

hooking technique
https://gakken-mesh.jp/app/webroot/ds/004las/8-7.html

術後チェックポイント

- ドレーンを留置した場合，胆汁漏などが起こっていないか，腹水の性状をチェックする．
- 腹水量や血清総ビリルビン (T-Bil)，プロトロンビン時間 (PT) など，肝不全の兆候がないかチェックする．

起こりやすい合併症

IOUS は侵襲がほぼなく，特異的な合併症は特にない．

症例①：術中に発達したシャントを結紮することにより，門脈血流の増加を確認した症例

80歳女性，S4 肝表面のφ3.5cm の肝細胞癌，C 型肝硬変の自験例．$ICGR_{15}$（ICG 負荷試験値）は 36.5％と肝予備能は低下していたため，S4 腫瘍核出術を施行した．左胃静脈瘤が発達しており，これを肝離断後に結紮したところ門脈の血流はより求肝性に変化した．術後の $ICGR_{15}$（ICG 負荷試験値）は 26.7％に改善した．

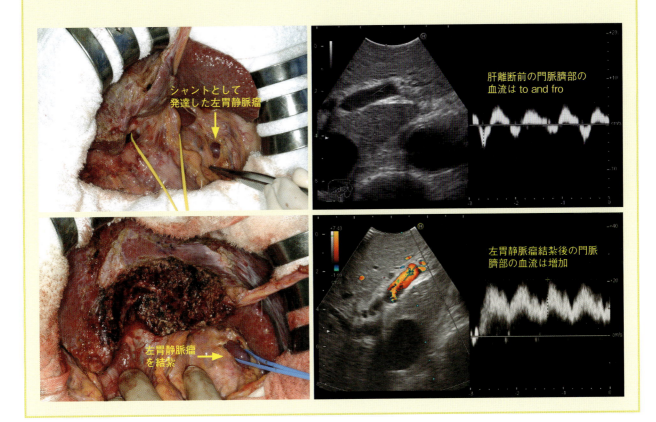

術中超音波検査の基本

症例②：術中造影超音波で大腸癌肝転移の新規病変を発見した症例

51歳女性のS状結腸癌多発肝転移の自験例．CE-IOUSクッパー相の全肝スクリーニングでは，術前画像やIOUSの全肝スクリーニングでは認められなかった新病変が陰影欠損（矢印）として発見され，切除を行った．病理では肝転移であった．

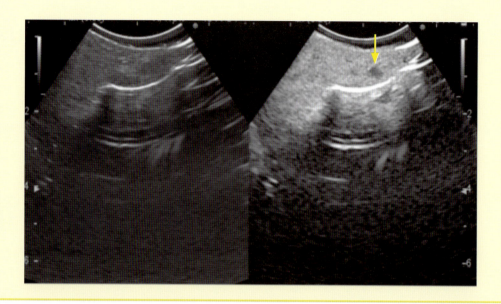

文 献

1) Omichi K, Inoue Y, Hasegawa K, et al. Differential diagnosis of liver tumours using intraoperative real-time tissue elastography. Br J Surg 2015; 102 (3) : 246-53.
2) Kobayashi Y, Omichi K, Kawaguchi Y, et al. Intraoperative real-time tissue elastography during laparoscopic hepatectomy. HPB (Oxford) 2018; 20 (1) : 93-9.
3) Sano K, Makuuchi M, Miki K, et al. Evaluation of hepatic venous congestion: proposed indication for hepatic vein reconstruction. Ann Surg 2002; 236 (2) : 241-7.
4) Kudo M. Hepatocellular carcinoma 2009 and beyond: from the surveillance to molecular targeted therapy. Oncology 2008; 75 Suppl 1: 1-12.
5) Arita J, Kokudo N. Contrast-Enhanced Intraoperative Ultrasound Using Liver-Specific Contrast Agents. In Guido Torzilli (Ed.). Ultrasound-Guided Liver Surgery. Milan: Springer-Verlag Italia. 2014; p67-71.
6) Arita J, Takahashi M, Hata S, et al. Usefulness of contrast-enhanced intraoperative ultrasound using sonazoid in patients with hepatocellular carcinoma. Ann Surg 2011; 254 (6) : 992-9.
7) Takahashi M, Hasegawa K, Arita J, et al. Contrast-enhanced intraoperative ultrasonography using perfluorobutane microbubbles for the enumeration of colorectal liver metastases. Br J Surg 2012; 99 (9) : 1271-7.
8) Belghiti J, Guevara OA, Noun R, et al. Liver hanging maneuver: a safe approach to right hepatectomy without liver mobilization. J Am Coll Surg 2001; 193: 109-11.
9) Kokudo N, Imamura H, Sano K, et al. Ultrasonically assisted retrohepatic dissection for a liver hanging maneuver. Ann Surg 2005; 242: 651-4.
10) Makuuchi M, Hasegawa H, Yamazaki S. Ultrasonically guided subsegmentectomy. Surg Gynecot Obstet 1985; 161: 346-50.
11) Shindoh J, Seyama Y, Umekita N. Three-dimensional staining of liver segments with an ultrasound contrast agent as an aid to anatomic liver resection. J Am Coll Surg 2012; 215 (2) : e5-10.
12) Torzilli G, Takayama T, Hui AM, et al. A new technical aspect of ultrasound-guided liver surgery. Am J Surg 1999; 178 (4) : 341-3.

1章 肝臓

肝アブレーション治療（経皮的・内視鏡下・開腹下RFA）
（Ablation Therapy for Malignant Liver Tumors〈Percutaneous, Endoscopic, and Open RFA〉）

▶▶ 別府　透[*1]，宮田辰徳[*2]
（[*1]山鹿市民医療センター外科，[*2]熊本大学大学院消化器外科学）

手技のゴール

- 肝悪性腫瘍を合併症なしで，surgical margin を確保して完全凝固できる．➡ 6 , 8
- 腫瘍の部位や大きさ，個数，悪性度，肝機能を考慮して，適切なアプローチを選択できる．
　➡ 4 〜 9

≫ 手技の適応・目的

〈適応〉
- 肝細胞癌では，3cm，3個以内の症例が良い適応である[1])．手術的な RFA（ラジオ波焼灼術；radiofrequency ablation）では，適応の拡大が可能である 図1 ．肝機能不良や全身状態不良，高齢などにより，肝切除の適応外，あるいは肝動脈化学塞栓療法（transcatheter arterial chemoembolization；TACE）の効果が不十分な結節がおもな対象となる[2,3])．
- 肝転移では，大腸癌肝転移を中心とした2cm以内の小転移巣で，化学療法が効いているタイミングでの治療が望ましい[4])．

〈禁忌〉
- 腫瘍塞栓陽性例，肝門部〜グリソン鞘二次分枝までへの5mm以内の近接例，他臓器癒着例，重度の出血傾向がある症例は禁忌である．

〈目的〉
- 腫瘍の壊死による局所コントロールと長期予後の向上を目的とする．

≫ 手術時の注意点

〈全身麻酔の活用〉
- 全身麻酔では，呼吸や体動のコントロールが可能となり，患者に痛みの記憶が残らない．大型腫瘍例や多発腫瘍例では，積極的に全身麻酔下の治療を行う．

〈アプローチの選択〉
- 腫瘍径や個数に加えて，脈管や隣接臓器との距離を確認して，適切なアプローチ法（経皮的，内視鏡下，開腹・開胸）を選択する 図1．
- その低侵襲性から，経皮的RFAが第一選択である．経皮的RFAで根治性や安全性が担保できない時には，外科的なRFAを積極的に行う[5～8]．

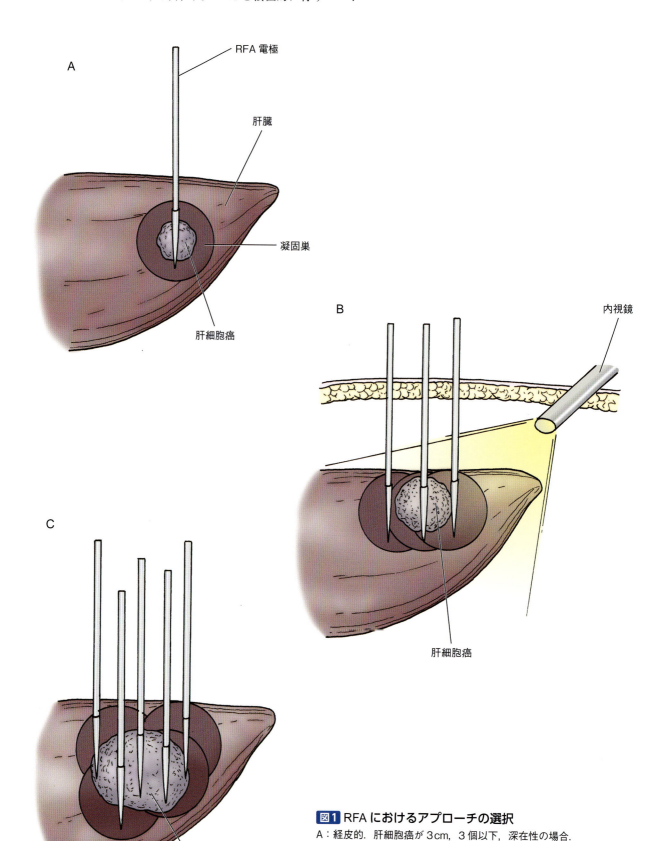

図1 RFAにおけるアプローチの選択
A：経皮的．肝細胞癌が3 cm，3個以下，深在性の場合．
B：内視鏡下．肝細胞癌が4 cm，3個以下，表在性・深在性の場合．
C：開腹・開胸．肝細胞癌が5 cm以下，個数は問わず，表在性・深在性の場合．

経皮的 RFA 図1A
- 人工胸水や人工腹水の貯留，ソナゾイド®による造影エコー，Fusion エコーなどを活用する．Fusion エコーでは，治療前の CT や MRI の画像と，治療中の超音波（エコー）画像を融合させ，同定しにくい病変のナビゲーションとして利用する．
- 表在性腫瘍では，腫瘍の直接穿刺を回避するためにバイポーラ RFA による no touch ablation を考慮する．

Don't!
肝表在性腫瘍に対する経皮的な直接穿刺は，腫瘍細胞の散布の危険性があるため禁忌である．肝臓の穿刺ルートでのグリソン鞘の穿刺・損傷を避ける．
グリソン鞘二次分枝より近位に近接した腫瘍では，焼灼時間の短縮やアルコール注入の併用などを考慮して，肝梗塞や，胆管損傷，intrahepatic dissemination[9]，などを回避する．肝外臓器に接した腫瘍では通常の経皮的 RFA を避け，人口腹水法や腹腔鏡下 RFA を活用する．特に開腹手術後の腸管癒着は，人工腹水を用いても移動性に乏しいため注意が必要である．

内視鏡下 RFA 図1B
- 腹腔鏡あるいは胸腔鏡を用いて治療する．肝ドーム部の腫瘍，特に背側や肝静脈根部の腫瘍では胸腔鏡アプローチが有用である．内視鏡下 RFA では，表在性や肝外発育型の腫瘍でも安全に治療が可能である．
- 表在性腫瘍と深在性腫瘍が混在した症例では，内視鏡下と経皮的 RFA を併用した Hybrid RFA を選択する[10]．

Don't!
腹腔鏡下の肋間穿刺では，体表エコーで肺の範囲を必ず確認して気胸を回避する．

開腹・開胸 RFA 図1C
- 腫瘍径が大きい，あるいは個数が多い時に選択する．肝切除後などで，内視鏡下治療が困難な症例も良い適応である．
- 開腹・開胸 RFA 後には，複数回の治療に備えて癒着防止シートを使用する．

〈RFA 電極の選択〉
- 適切な凝固長の RFA 電極（1〜3 cm）を選択する．
- 腫瘍径が大きい時には，RITA Model 90 の 5 cm の展開針や複数のバイポーラ電極を使用する．腫瘍径が大小不同の多発腫瘍では，VIVA RFA システム™ の先端電極長可変型の RFA 針が極めて有用である 図2．

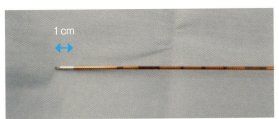
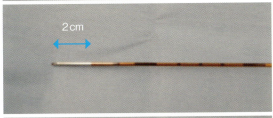
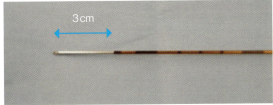
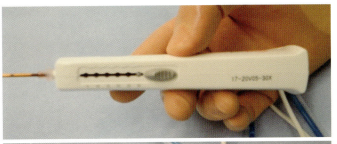
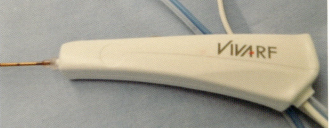

図2 電極長可変型の VIVA RFA システム®
腫瘍径に応じて電極長を 1〜3 cm まで 5 mm 間隔で変更可能である．

≫ 術前準備・チェック

- 造影CTやEOB-MRIなどの画像診断（腫瘍の部位，大きさ，個数，腫瘍塞栓の有無，リンパ節転移や遠隔転移の有無），肝機能（肝障害度，Child-Pugh分類），出血傾向の有無，糖尿病の有無，などをチェックする．
- 局所麻酔による治療時には，口頭指示の理解や呼吸停止が可能かを必ず確認しておく．
- 全身麻酔時には，麻酔前の一般検査を行う．Simulationエコーで，腫瘍の位置や適切な穿刺ルートを確認する．二次分枝以降のグリソン鞘や肝静脈根部との距離を測定しておく．

≫ 手術体位

- 経皮的に行う際には腫瘍の穿刺が行いやすい体位とする．Fusionエコー併用時には，術前の画像と同様の仰臥位とする 図3 ．

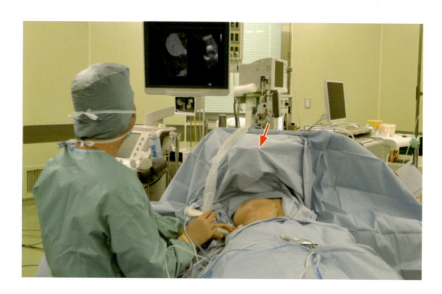

図3 経皮的RFAにおける体位
FusionエコーによるRFAの術中写真を示す．仰臥位とし肝臓の頭側にfusionする際のセンサー（矢印）を位置させる．モニターの左側が術前MRI画像，右側が術中エコー画像である．

- 腹腔鏡下では仰臥位〜両側の半側臥位で，胸腔鏡下では左半側臥位〜左側臥位で行う 図4 ．腫瘍を腹側に位置させる場合が多い．

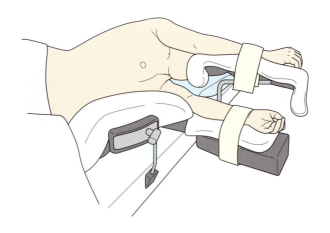

図4 胸腔鏡下RFAにおける体位（左側臥位）
固定をしっかり行い，2枚の対極板を大腿部に貼付する．

手術手順

1. 全身麻酔 ……………………………………… p.147
2. エコー機器・内視鏡モニターの配置 ……… p.147
3. 患者の体位の決定 …………………………… p.147
4. (point) トロカールの挿入と気腹 ……………… p.147
5. (point) 内視鏡エコーによる腫瘍の同定 ……… p.148
6. (point) 腫瘍のマーキング・穿刺・凝固 ……… p.149
7. 人工腹水の貯留 ………………………………… p.152
8. 経皮的エコー下の腫瘍の穿刺・凝固 ……… p.152
9. 洗浄，ドレーン挿入，閉創 ………………… p.153

手術手技

- 内視鏡下RFAと経皮的RFAを併用するHybrid RFA[10]について解説する．

1 全身麻酔

- 開腹・開胸RFA例で出血傾向のない場合には，硬膜外麻酔を併用する．
- 胸腔鏡下RFAでは，右肺のブロックを行い，片肺換気とする．

2 エコー機器・内視鏡モニターの配置

- エコー機器と内視鏡モニターは，術者の同一視野内に配置する．
- 腹腔鏡下では患者の頭側に，胸腔鏡下では尾側に設置する．

3 患者の体位の決定

- 半側臥位〜側臥位の体位では，モールディングマットを使用して固定を十分に行い，ローテーションが可能な状態とする．

4 (point) トロカールの挿入と気腹 図5

- トロカールの挿入は2〜3本を基本とする．
- 内視鏡下RFAでは，無傷性の圧排型のバルーン付トロカールを使用し，小切開法で挿入する．
- 胸腔鏡下RFAでは第4〜5肋間の中腋窩線上に置き，腹腔鏡下RFAでは臍の左右どちらかの腫瘍に近い方に置く．腹腔鏡下RFAでは8〜10mmHg程度の気腹を行う．

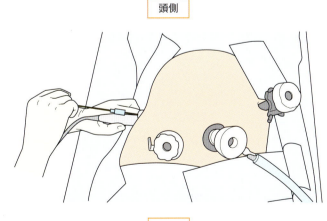

図5 トロカールの挿入

手技のポイント

肝硬変症例では傍臍静脈の損傷を避けるために，臍上部の挿入を避ける．術前画像での腹壁の側副血行路の確認は重要である[7]．

point
5 内視鏡エコーによる腫瘍の同定

- 前方視型穿刺用エコーのトロカールは腫瘍の直上に，フリーハンド穿刺用エコーのトロカールは腫瘍から離して置く．
- 胸腔鏡症例では横隔膜を通してエコーを行い，表在型腫瘍では直上の横隔膜を切開する 図6 ．

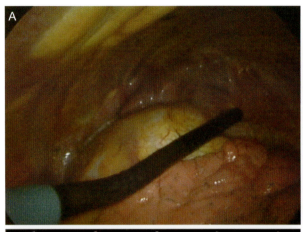

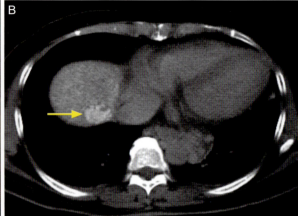

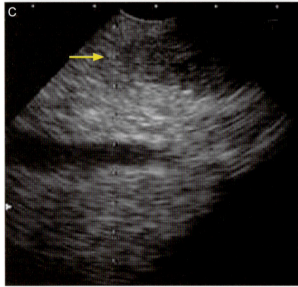

図6 胸腔鏡エコーによる腫瘍の同定
A：胸腔鏡画像．11 mm のポート孔から内視鏡用エコーで観察を行っている．右肺は片肺換気により虚脱している．
B：術前の造影CT．造影CTで肝ドーム部背側に多血性の腫瘍が描出された（矢印）．
C：術中エコー像．10 MHz の胸腔鏡エコーにより，右肝静脈根部付近の腫瘍が明瞭に描出されている（矢印）．

手技のポイント

腹腔鏡下RFAにおいて，表在性腫瘍の観察が困難なときには，周囲に人工腹水を貯留させると観察が容易となる．

6 腫瘍のマーキング・穿刺・凝固

- 腫瘍の安定した描出と正確な穿刺を心掛ける．腫瘍の周囲から凝固を開始する 図7 ．可能であれば，担癌グリソン鞘を先行凝固する．

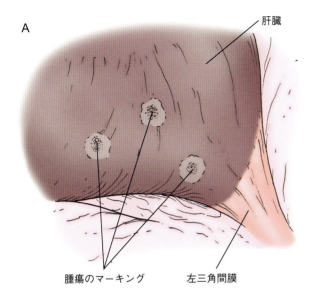
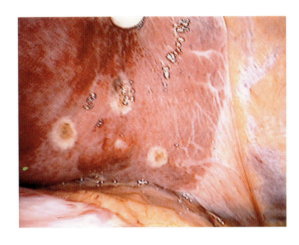

A：肝臓／腫瘍のマーキング／左三角間膜

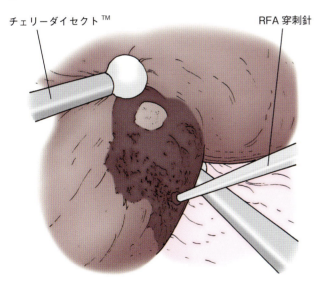
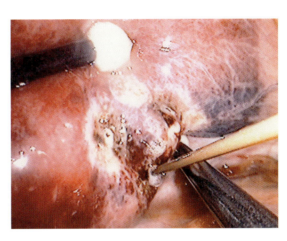

B：チェリーダイセクト™／RFA 穿刺針

図7 腹腔鏡下 RFA における腫瘍のマーキングと穿刺・凝固
A：腫瘍の被膜を損傷しないようにマーキングを行う．
B：肝臓の実質が薄い部分では，チェリーダイセクト™で肝臓を持ち上げて深部臓器の損傷を予防する．

腹腔鏡下 RFA
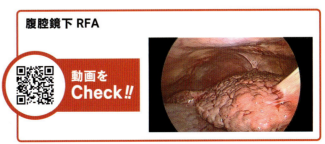
動画を Check!!

https://gakken-mesh.jp/app/webroot/ds/004las/9-1.html

- 体動や呼吸による針先の移動に注意する．
- 外科的な RFA 時には治療中に腫瘍周囲の焼灼部位のクーリングを行い，過度の温度上昇に注意する．
- 肝ドーム部の腹側の腫瘍では，肋間穿刺法による RFA を活用する 図8 ．

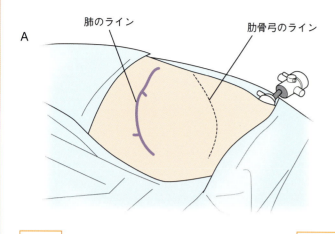

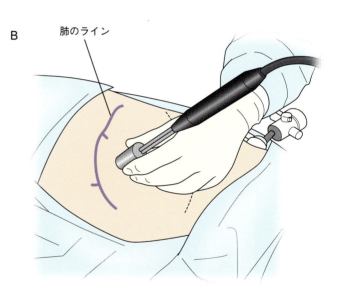

Check
表在性腫瘍では，腫瘍被膜の損傷による腫瘍細胞の散布や腫瘍内圧の上昇による腫瘍破裂に注意する．経皮的 RFA では，腫瘍内容の逸脱をオンタイムで確認できないことを認識する．

図8 肋間穿刺法による腹腔鏡下 RFA
A：術前の表在エコーで，肺のライン（実線）と肋骨弓のライン（点線）をマーキングする．
B：呼吸停止を行い，呼気時に RFA 針を穿刺することにより，肝ドーム部の腫瘍に対する垂直方向からの穿刺が可能となる．

手技のポイント

2.5〜3cm以上の腫瘍では凝固巣を重ね合わせて，腫瘍周囲に全周性のsurgical marginを確保したRFA（overlapping RFA）を行う[5] 図9，図10．腫瘍本体の穿刺は最後に行うが，小型腫瘍では省略可能である．

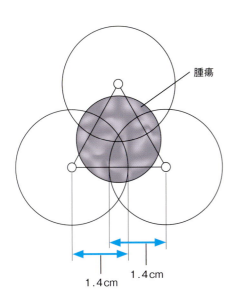
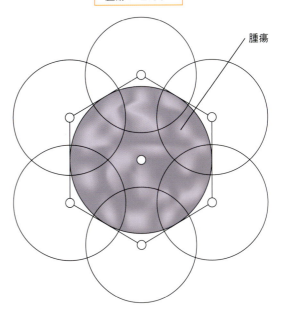

図9 overlapping RFA
腫瘍の周囲からRFAを開始する．2.5cm以下では腫瘍の穿刺は不要である．凝固巣のoverlapping（オーバーラップ）を行うことでsurgical marginが確保される．

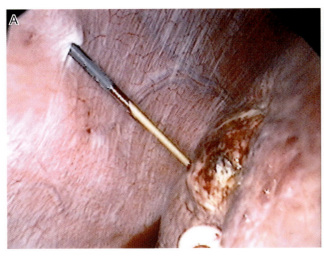
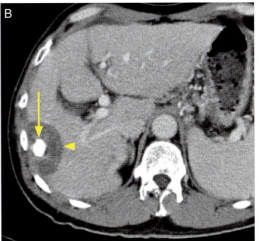

図10 腹腔鏡下overlapping RFAを行った症例
A：腹腔鏡下RFAの術中写真．肝動脈化学塞栓療法（TACE）後に，腹腔鏡下のoverlapping RFAを行った．
B：RFA後の造影CT像．腫瘍（矢印）は十分なsurgical marginを確保して凝固されている（凝固巣：矢頭）．

手技のポイント

表在性腫瘍に対する胸腔鏡下 RFA では，必ず横隔膜を切開して治療を行う[11] 図11．横隔膜を凝固すると遅発性の横隔膜穿孔の可能性がある．前方視型エコーは，腫瘍のエコー下穿刺が容易である．

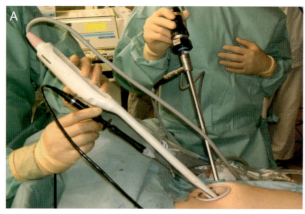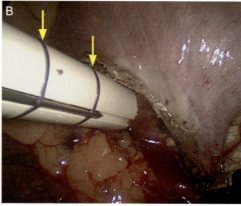

図11 前方視型穿刺エコーを用いた胸腔鏡下 RFA
A：術中写真．腫瘍を直角に穿刺できる位置にラッププロテクターミニ™を設置し，前方視型穿刺エコーを挿入する．
B：胸腔鏡画像．スリットに RFA 針を通し，腫瘍を穿刺する．エコーに前もって 2 カ所に糸（矢印）を巻いておくと RFA 針が直進するため，有用である．

7 人工腹水の貯留

- 気腹を解除して，トロカール孔からエアーが混入しないように生理食塩水を注入し，人工腹水を貯留させる．

8 経皮的エコー下の腫瘍の穿刺・凝固

- ソナゾイド®造影エコーや Fusion エコーを活用して腫瘍の穿刺・凝固を行う 図12．

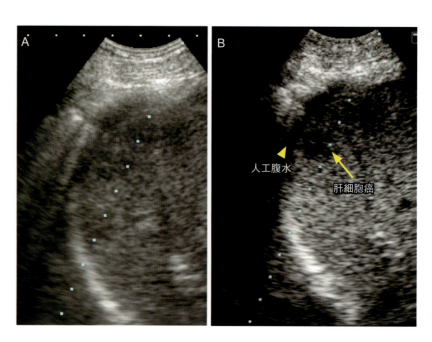

図12 人工腹水・造影エコーによる Hybrid RFA
A：術前体外エコー，B：人工腹水・造影エコー後の体外エコー．
人工腹水（矢頭）を貯留させ，ソナゾイド®による造影エコーを併用することで，明瞭な腫瘍の描出（矢印）と安全な穿刺が可能となった．

9 洗浄，ドレーン挿入，閉創

- 胸腔あるいは腹腔内を生理食塩水 1,000〜2,000 mL で洗浄する．
- 胸腔鏡下アプローチでは切開した横隔膜を全層での連続縫合閉鎖する．
- 胸腔内に 20 Fr 程度のトロカールを挿入する 図13．腹腔鏡下アプローチでは，腹腔内に閉鎖式ドレーンを挿入し，トロカール孔を埋没縫合する．

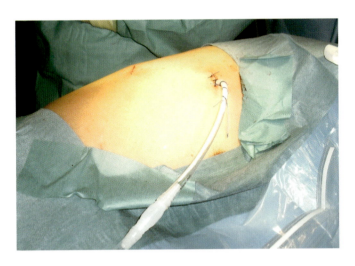

図13 胸腔ドレーンの挿入
胸腔ドレーンは，トロカール挿入部位を縫合閉鎖して肋間を上げて挿入する．翌日にエアーリークや出血のないことを確認して抜去する．

> **Check**
> 腹腔鏡・経皮的な手技では，手術終了前に再気腹して，腹腔鏡下の剥離部位や治療部位，さらには経皮的穿刺部位を必ず確認する．

術後チェックポイント

- ☑ 術後早期には，穿刺部と創部の観察を重点的に行う．腹部膨満，突然の腹痛，増強する腹痛，高度の発熱，発熱の持続，呼吸困難などに注意する．
- ☑ 数日以内の造影 CT で過不足ない凝固巣を確認する．腹水や胸水貯留，肝血行不良部位の有無，胆管拡張の有無，などがポイントである．
- ☑ 肝硬変のある患者では，術後早期から分岐鎖アミノ酸を経口投与する．

起こりやすい合併症

1 出血（創部，腹腔・胸腔内，胆管内）

術中の血小板，凝固因子の補正を行う．また，手術終了時の十分な止血と，創部圧迫，ドレーン性状のチェックを行う．

2 感染性合併症（肝膿瘍，腹腔内膿瘍，敗血症，創感染）

危険因子（コントロール不良の糖尿病，胆管・空腸の内瘻術の既往，消化管手術の併施）を有する症例を除外する 図14．また，術中に胆汁漏や消化管損傷を起こさないことが重要である．

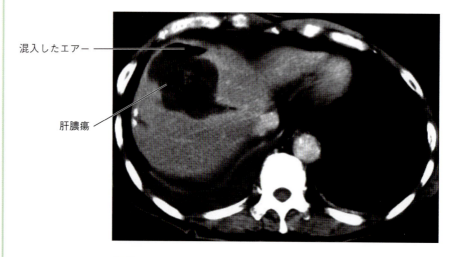

図14 胆管空腸吻合症例に対する RFA 後の肝膿瘍
開腹 RFA 後1週間に RFA 施行部位はエアーを混入した低吸収域となり，肝膿瘍と診断した．幸い経皮的膿瘍ドレナージで速やかに改善した．

> **Check**
> 胆管空腸吻合や乳頭切開などの胆管・空腸の内瘻例に RFA を行うことは，現在禁忌である．

3 胆管狭窄，胆汁漏，胆汁性嚢胞，肝梗塞

グリソン鞘近接例に RFA を行うことで肝梗塞が生じる可能性がある 図15．同時に胆管狭窄の危険性もある．温存すべきグリソン鞘から5mm 以内の症例は，原則的に RFA の適応外とすることが望ましい．

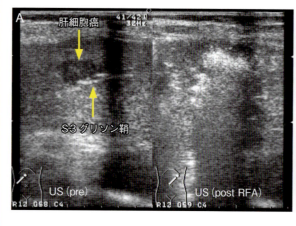
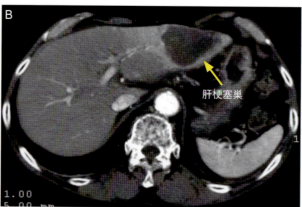

図15 グリソン鞘近接例に対する RFA 後の肝梗塞
A：術中エコー．グリソン鞘近接例に RFA を施行し，治療中に門脈内にバブルの流入を認めた．
B：造影 CT．術後1週間目の造影 CT で S3 の末梢は肝梗塞となっている．

4 他臓器損傷（消化管，横隔膜，胆嚢，肺）

術後は腹腔内臓器と肝臓が癒着しているため注意を有する．人工腹水法や人工胸水法は他臓器損傷を予防する有効な手段である．

5 無気肺，気胸

人工胸水法終了後には，胸水をできるだけ排除して無気肺を予防する．肋間穿刺や肋間ポートを挿入する際には，必ず事前にエコー検査を行う．

文献

1) 日本肝臓学会編．肝癌診療ガイドライン 2017 年度版．東京：金原出版；2017．
2) Beppu T, Ishiko T, Chikamoto A, et al. Bright side and dark side of thermal ablation for hepatocellular carcinoma. J Microwave Surg 2012; 30: 109-17.
3) 新田英利，別府　透，藏元一崇，ほか．肝細胞癌に対する局所治療（RFA）．コンセンサス癌治療 2013；12（2）：77-82．
4) Mima K, Beppu T, Chikamoto A, et al. Hepatic resection combined with radiofrequency ablation for initially unresectable colorectal liver metastases after effective chemotherapy is a safe procedure with a low incidence of local recurrence. Int J Clin Oncol 2013; 18 (5): 847-55.
5) Beppu T, Ishiko T, Masuda T, et al. Endoscopic local ablation therapy (ELAT) for hepatocellular carcinoma. Thermal Med 2007; 23 (2): 63-70.
6) 別府　透，馬場秀夫．肝腫瘍に対する手術的（開腹／鏡視下）ラジオ波焼灼療法−国内外の現況と治療成績．医学のあゆみ 2009；231（3）：209-13．
7) 今井克憲，別府　透，石河隆敏，ほか．肝癌に対する鏡視下手術 鏡視下局所凝固療法．消化器外科 2013；36（5）：804-12．
8) Doi K, Beppu T, Ishiko T, et al. Endoscopic radiofrequency ablation in elderly patients with hepatocellular carcinoma. Anticancer Res 2015; 35 (4): 3033-40.
9) Masuda T, Beppu T, Ishiko T, et al. Intrahepatic dissemination of hepatocellular carcinoma after local ablation therapy. J Hepatobiliary Pancreat Surg 2008; 15 (6): 589-95.
10) Masuda T, Beppu T, Mizumoto T, et al. Hybrid ablation using percutaneous and endoscopic approach for multi-nodular hepatocellular carcinomas. Hepato-Gastroenterol 2012; 59 (115): 836-9.
11) Ishiko T, Beppu T, Chikamoto A, et al. Thoracoscopic local ablation with diaphragmatic incision method for liver surface tumor in the hepatic dome. Surg Laparosc Endosc Pct Tech 2013; 23 (4): 415-8.

2章

脾臟

1. 脾臟摘出術（腹腔鏡下）

2章 脾臓

脾臓摘出術（腹腔鏡下）
(Laparoscopic Splenectomy)

▶▶ 三澤健之（東京慈恵会医科大学附属柏病院外科）

- 脾被膜や実質を損傷することなく愛護的に脾臓の取り回しができる． ➡ 1 ～ 8
- 体位変換によって重力を利用した視野展開ができる． ➡ 4 , 5
- 自動縫合器をスムーズに脾門に誘導できる． ➡ 7

≫ 手技の適応・目的

- 特発性血小板減少性紫斑病（idiopathic thrombocytopenic purpura；ITP）や，遺伝性球状赤血球症（hereditary spherocytosis；HS）に代表される血液疾患，門脈圧亢進症に伴う脾機能亢進症，脾腫瘍，脾動脈瘤などが適応となる．
- 巨脾や門脈圧亢進症の著しい症例は用手補助腹腔鏡下手術（hand-assisted laparoscopic surgery；HALS），または開腹術で行うべきである[1]．
- 脾臓の摘出（脾摘）によって内科的治療に抵抗性のITPやHSが劇的に改善することが多い．また慢性肝障害では門脈圧亢進症による症状だけでなく，肝機能そのものが改善することもある．脾腫瘍では術前の鑑別診断が重要である．

≫ 手術時の注意点

- 過度な牽引による脾被膜損傷に注意する．
- 脾上極は視野の展開が難しいので慎重に行う．
- 脾門の背側は危険なため，自動縫合器の先端による損傷に注意する．
- 用手補助腹腔鏡下手術（HALS）や開腹術に遅滞なく移行できるよう準備しておく．
- 脾腫瘍やITP症例では，腫瘍細胞や脾細胞の散布に注意する．

≫ 術前チェック

- 脾臓摘出後重症感染症（overwhelming post-splenectomy infection；OPSI）を予防するために，手術の約1ヵ月前に肺炎球菌ワクチン（ニューモバックスNP）を接種する[1]．
- 脾動脈は約80％で脾臓の背側を走行し，膵尾部では膵上縁から山型にせり出して離れることが多い[2,3]．この部は脾動脈の剥離・結紮が容易なため，MDCTで確認しておく 図1．

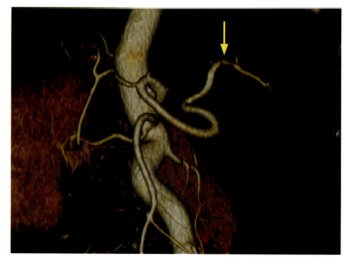

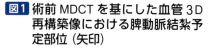
術前MDCTを基にした血管3D再構築像における脾動脈結紮予定部位（矢印）

- CTで膵尾部と脾門との位置関係を確認しておく．両者が近接している症例では自動縫合器による膵尾部損傷の危険性がある．
- 手術施行時の血小板数を3万/μL，できれば5万/μL以上に保つために，必要に応じて手術直前に血小板輸血を行う．

》手術体位

- 胸郭内にあって，左横隔膜直下，胃の背側に局在する脾臓は，開腹はもちろん腹腔鏡下でも視野が取りにくい．したがって，体位変換による重力を利用した視野展開が重要となる[4,5]．
- マジックベッドなどを使用して患者を45～60度の右半側臥位に固定し，ベッドのローテーションによって仰臥位から完全側臥位までの体位変換を可能にする[6]．また，頭高位（reverse Trendelenburg position）にも対応できるようにする 図2．

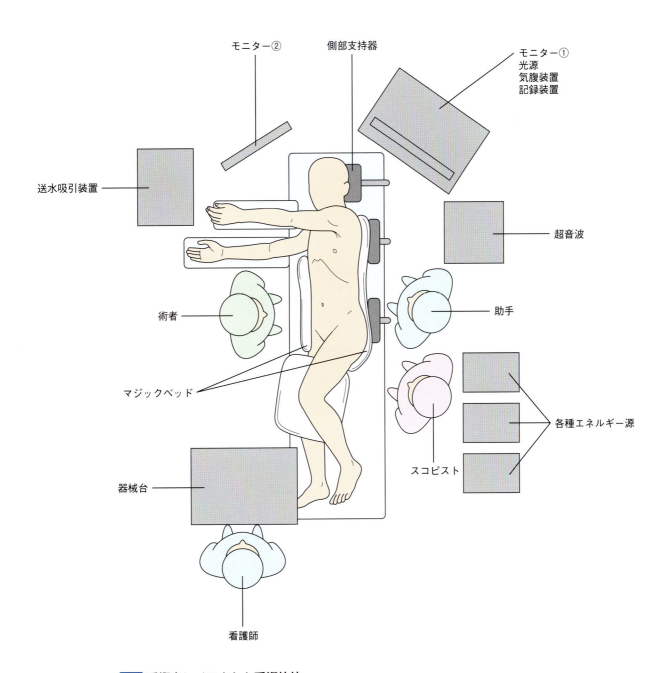

図2 手術室レイアウトと手術体位

手術手順

1. トロッカーの留置 ········· p.160
2. 網囊腔の開放 ············· p.161
3. 脾動脈の先行結紮 ········· p.162
4. 脾下極と脾外側の授動 ····· p.163
5. 脾上極の展開と授動 ······· p.163
6. 脾門の挙上とトリミング ··· p.164
7. 脾門（脾動静脈）の切離 ··· p.165
8. 脾臓の摘出 ··············· p.166
9. 閉腹 ····················· p.166

手術手技

1 トロッカーの留置

- 臍部を小開腹してカメラポートを造設する．トロッカーは左肋弓下で脾門を中心に計4本（A〜D）が配置される[1] 図3．
- ポートCからは必要に応じてカメラや自動縫合器を挿入するため，12mmとする．

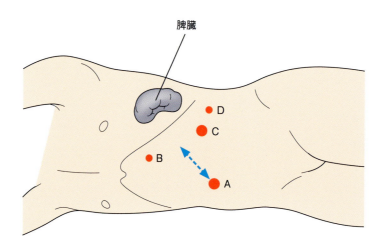

Check
体格が大きな患者ではカメラポートを脾門近くに造設する方が良い．

図3 ポートサイト
A：臍部のカメラポート（必要に応じて脾門近くにおく：点線矢印）．
B：心窩部（5mm）．
C：術者右手用（12mm）．
D：助手鉗子（5mm）．

2 網嚢腔の開放

- シーリングデバイスを用いて胃結腸間膜の左側を切離し，網嚢腔を開放する 図4 Ⓐ．
- 切開を胃脾間膜に連続させ，1〜2本の短胃動静脈を切離する 図4 Ⓑ．

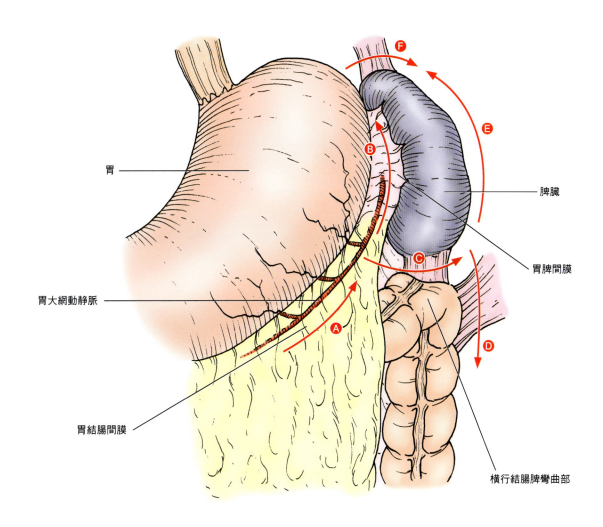

図4 脾臓周囲靱帯の切離手順
- Ⓐ：胃結腸間膜左側の切離と網嚢の開放．
- Ⓑ：胃脾間膜の切離．
- Ⓒ：脾下極の脾結腸間膜切離．
- Ⓓ：横行結腸脾彎曲部の授動．
- Ⓔ：脾外側の脾腎ヒダ・後腹膜切離．
- Ⓕ：横隔脾ヒダの切離．

> **Check**
> 胃結腸間膜は胃大網動静脈の外側で切離する．胃脾間膜の切離時は可及的に仰臥位とし，これを伸展させる．

point
3 脾動脈の先行結紮

- 膵尾部上縁で後腹膜下に脾動脈の拍動を視認し，これを剥離・結紮する
  図5（先行結紮による血流遮断のみ．切離は行わない）．これによって脾臓の縮小，出血量の軽減につながる．

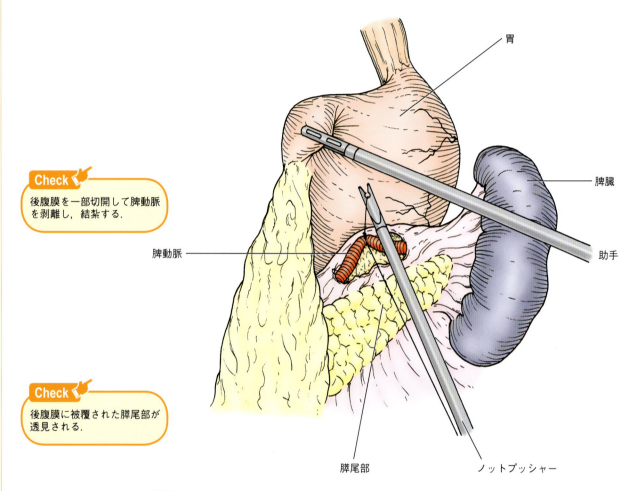

Check 後腹膜を一部切開して脾動脈を剥離し，結紮する．

Check 後腹膜に被覆された膵尾部が透見される．

図5 脾動脈の先行結紮

手技のポイント

脾動脈の結紮は吸収糸による体外結紮がよい．クリップやヘモロックを使用すると，脾門のステイプリングの妨げになることがあるため使用しない．

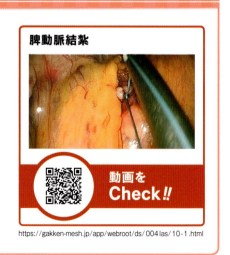

脾動脈結紮

動画をCheck!!

https://gakken-mesh.jp/app/webroot/ds/004las/10-1.html

4 脾下極と脾外側の授動

- 胃脾間膜の切離縁 図4 Ⓑ を脾結腸間膜 図4 Ⓒ に連続させ，横行結腸脾彎曲部を授動する 図4 Ⓓ とともに，脾下極を後腹膜から脱転する．
- 後腹膜の切離線を脾下極から脾外側（脾腎ヒダ）に連続させ，これを脾上極まで切り上げる 図4 Ⓔ．

> **Check**
> 右側臥位を強くして脾外側を展開する．スコープを 図3 のポートCに入れ替え，スコープのアングルを利用して脾上極を視認する．

5 脾上極の展開と授動

- 脾上極は最も視野が取りづらく，出血しやすい．患者の右側臥位と頭高位を強め，同時に助手が先端の鈍な鉗子を用いて脾上極を外側に圧排することで内側から視野をとる 図6．
- フレキシブルスコープの使用が必須である．
- 術者左手鉗子で胃穹窿部を内側に牽引しつつ胃脾間膜の切離を頭側に進め，脾上極を固定する横隔脾ヒダを切離する 図4 Ⓕ．最後に 図4 Ⓔ の後腹膜切離線に連続させる．

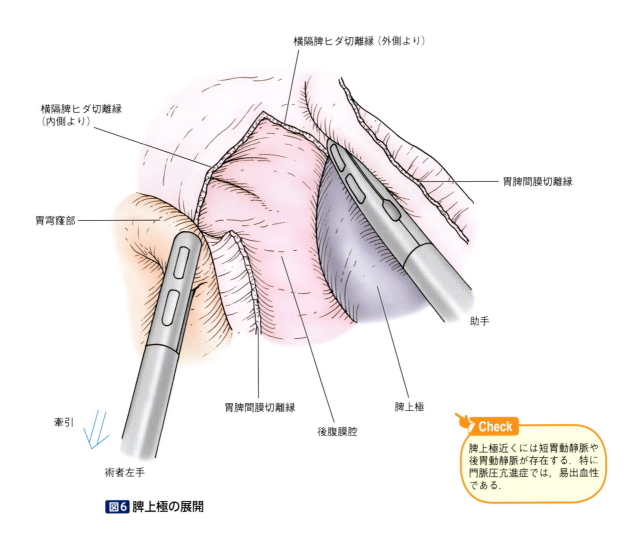

図6 脾上極の展開

> **Check**
> 脾上極近くには短胃動静脈や後胃動静脈が存在する．特に門脈圧亢進症では，易出血性である．

point
6 脾門の挙上とトリミング

- スネークリトラクター（または布テープ）を用いて脾門を encircle し，最外側のポートから助手が挙上する[7]（図7A，図7B）．この操作により脾門の太さや厚さが把握できるため，脾門処理に使用する自動縫合器のカートリッジ選択に役立つ．
- 脾門の挙上によって安定した視野で脾門をトリミングし，最適なサイズの自動縫合器の誘導を容易にする[8, 9]．また，膵尾部を確認し，自動縫合器による膵損傷を回避する．

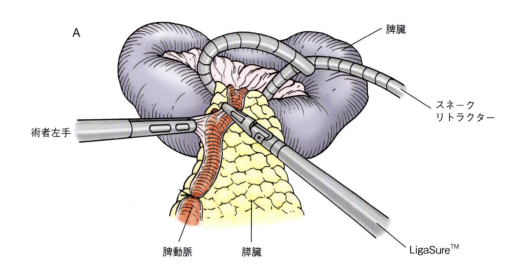

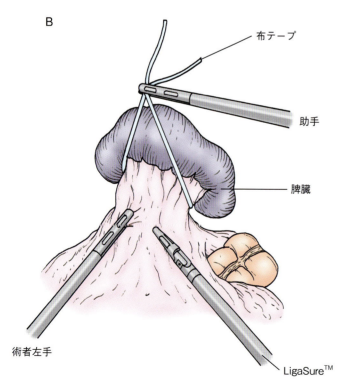

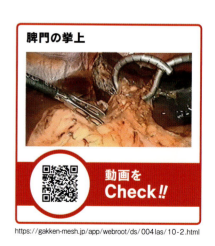

脾門の挙上

図7 脾門の挙上
A：図3のポートDからスネークリトラクターを挿入し，脾外側から脾門をencircleしてこれを挙上する．
B：スネークリトラクターのない場合は布テープやペンローズドレーンを用いて脾門を挙上する．テープの両端を直接体外に誘導すれば，図3のポートDがフリーとなる．単孔式脾臓摘出術ではこの方法が有用である[8]．

> **手技のポイント**
>
> 　脾門を挙上することによって，脾門部が展開される，術野が安定する，自動縫合器の誘導が容易になる，出血をコントロールできる，といった利点がある．

7 脾門（脾動静脈）の切離

- 脾門を挙上しながら自動縫合器を誘導する．
- 自動縫合器のアンビル（下あご）先端が脾門の背側で脾静脈や脾実質を損傷し，思わぬ出血をみることがある．アンビルにフラットタイプのドレーンを装着して誘導すると安全である 図8 ．
- 脾門で切離されるのは脾動静脈と周囲結合織である．通常，筆者が使用するカートリッジは，エチコン社製であればホワイト（圧縮後組織厚1.0mm），コヴィディエン社製であればキャメル（圧縮後組織厚0.88〜1.8mm）を基本としているが，結合織が多く，組織が厚い場合には，それぞれ，ブルー（圧縮後組織厚1.5mm），パープル（圧縮後組織厚1.5〜2.25mm）を選択する．

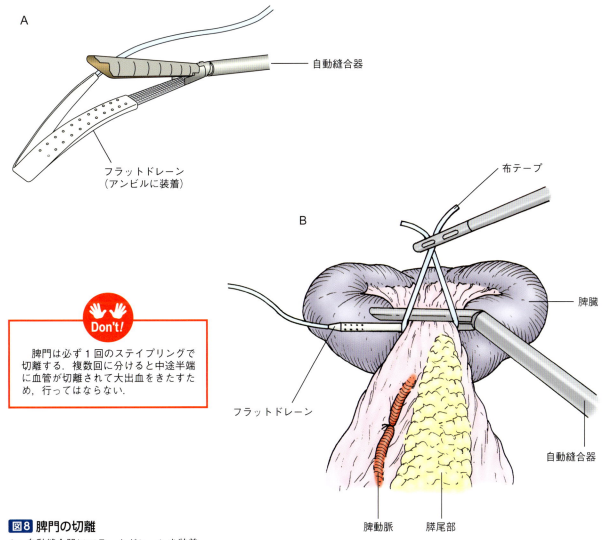

> **Don't!**
> 脾門は必ず1回のステイプリングで切離する．複数回に分けると中途半端に血管が切離されて大出血をきたすため，行ってはならない．

図8 脾門の切離
A：自動縫合器にフラットドレーンを装着．
B：先にフラットドレーンを脾門背側に通し，これをガイドにして慎重に自動縫合器を誘導する．このとき，膵尾部を損傷しないよう，挙上用テープの脾門側をステイプリングする．

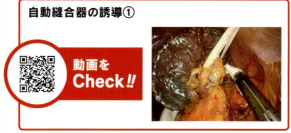
自動縫合器の誘導①
https://gakken-mesh.jp/app/webroot/ds/004las/10-3.html

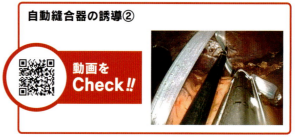
自動縫合器の誘導②
https://gakken-mesh.jp/app/webroot/ds/004las/10-4.html

8 脾臓の摘出

- プラスチックバッグ内に脾臓を回収し，臍部から摘出する．脾臓はペアン鉗子などを用いて破砕しながら摘出する 図9．
- 脾腫瘍の場合は病理組織検査を考慮し，破砕せずに創を延長して摘出する．

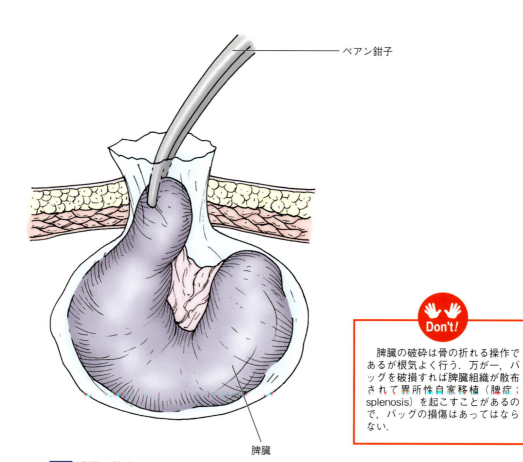

ペアン鉗子

脾臓

図9 脾臓の摘出

Don't!
脾臓の破砕は骨の折れる操作であるが根気よく行う．万が一，バッグを破損すれば脾臓組織が散布されて異所性自家移植（脾症；splenosis）を起こすことがあるので，バッグの損傷はあってはならない．

9 閉腹

- 止血を十分に確認して閉腹する．
- ドレーンの留置は必須ではないが，術後出血や膵尾部損傷が心配される場合にはインフォメーションとしてクローズドドレーンを左横隔膜下に留置する．

術後チェックポイント

- ☑ 膵尾部損傷に伴う膵液瘻を確認するため，必ずドレーン排液中のアミラーゼ値を測定する．
- ☑ 採血では肝機能障害と血小板増多症の確認を行う．
- ☑ ドップラーエコーでは門脈血流を確認し，門脈血栓症に注意をはらう．

起こりやすい合併症

1 血小板増多症
60万/μL以上で抗血小板薬（バファリン，バイアスピリン®）を使用する．

2 門脈血栓症
脾摘後の門脈血栓症の発生頻度は，脾腫を伴わない例で1.6～8％，脾腫症例で12～29％である[10]．重篤な合併症であり，注意が必要である．

3 膵液瘻（膵尾部損傷）
膵尾部や膵被膜損傷によって生じる．ドレーン排液中のアミラーゼ値が血清アミラーゼ正常値の3倍以上の場合には膵液瘻と診断し，慎重な管理を行う．

4 左側胸水貯留，無気肺
手術操作に伴って左胸水や無気肺が発生し，術直後からの発熱原因となることがある．早期離床を促すべきである．

5 脾臓摘出後重症感染症（OPSI）
OPSIの発生頻度は3.2％[11]と報告されている．重篤な合併症であり，注意が必要である．

文献

1) 三澤健之, 矢永勝彦. 脾臓摘出術（脾腫および門脈圧亢進症の場合）. 手術 2010; 64: 623-30.
2) 冲永功太. 脾摘術. 手術 2005; 59: 939-45.
3) 三澤健之, 矢永勝彦. 脾臓摘出術に必要な微細解剖知識. 手術 2012; 66: 785-92.
4) Katkhouda N. Advanced Laparoscopic Surgery (Technique and Tips). Philadelphia: Saunders; 1998. 136-56.
5) Delaitre B. Laparoscopic splenectomy. Surg Endosc 1995; 9: 528-9.
6) 三澤健之. 巨脾に対する脾臓摘出術. HALS用手補助腹腔鏡下手術の実際. 東京: 南江堂; 2014. 210-8.
7) Misawa T, Yoshida K, Iida T, et al. Minimizing intraoperative bleeding using a vessel-sealing system and splenic hilum hanging maneuver in laparoscopic splenectomy. J HPB Surg 2009; 16: 786-91.
8) Misawa T, Sakamoto T, Ito R, et al. Single-incision laparoscopic splenectomy using the "tug exposure technique" in adults: results of ten initial cases. Surg Endosc 2011; 25: 3222-7.
9) 三澤健之, 筒井信浩, 坂本太郎, ほか. 脾門挙上法により術野展開が有用である単孔式腹腔鏡下脾臓摘出術. 日鏡外会誌 2010; 15: 519-24.
10) Kinjo N, Kawanaka H, Akahoshi T, et al. Risk factors for portal venous thrombosis after splenectomy in patients with cirrhosis and portal hypertension. Br J Surg 2010; 97: 910-6.
11) Bisharat N, Omari H, Lavi I, et al. Risk of infection and death among post-splenectomy patients. J Infect 2001; 43: 182-6.

索引

数字
- 3D-CT ……………………… 23, 57, 72, 97
- 3区域切除 ……………………………… 22
- 3D血管画像 …………………………… 110

A～Z
- Arantius管 ………………………… 34, 91
- B型肝炎ウイルス抗原 ………………… 37
- Bモード ……………………………… 130
- Calot三角 ……………………………… 62
- Cantlie line ……………………… 64, 81, 92
- CE-IOUS ……………………………… 134
- central venous pressure (CVP) ……… 99
- Child-Pugh分類 ………………… 57, 146
- clamp-crushing法 …………………… 45
- cone unit resection ………………… 56
- Couinoud分類 ………………………… 56
- CUSA ………………………… 15, 45, 81, 92
- C型肝炎ウイルス抗体 ………………… 37
- C型肝硬変 …………………………… 141
- Cチューブ …………………………… 126
- demarcation line ………………… 64, 81, 92
- drip infusion cholangiographic-computed tomography (DIC-CT) …………… 127
- endoscopic retrograde cholangiopancreatography (ERCP) …………………………… 55
- endoscopic variceal ligation (EVL) … 72
- EOB-MRI ……………………………… 146
- EOB・プリモビスト造影MRI ………… 37
- G2・G3切離 …………………………… 51
- hand-assisted laparoscopic surgery (HALS) ……………………………… 158
- hanging maneuver … 77, 104, 117, 137
- hereditary spherocytosis (HS) ……… 158
- hooking technique ………………… 140
- Hybrid RFA ………………………… 147
- ICG-PDE法 ………………………… 126
- ICGR$_{15}$ (ICG負荷試験値; indocyanine green retention test)
  …………………… 2, 36, 57, 71, 96, 129
- idiopathic thrombocytopenic purpura (ITP) ………………………………… 158
- indocyanine green (ICG) …………… 126
- International Study Group of Liver Surgery (ISGLS) ……………………… 95
- intraoperative elastography ……… 132
- intraoperative ultrasound (IOUS) … 129
- IOCバルーンカテーテル® …………… 27
- J字切開 ………………… 59, 73, 99, 111
- Kocher授動術 ……………………… 116
- MDCT ………………………………… 158
- monopolar dissecting sealer …… 81, 92
- National Clinical Database (NCD) … 97
- non touch isolation technique法 … 96
- overlapping RFA …………………… 151
- overwhelming postsplenectomy infection (OPSI) ……………………… 158
- Pringle法
  …… 16, 22, 40, 64, 81, 92, 100, 112
- PT% …………………………………… 95
- PT-INR ………………………………… 95
- radiofrequency ablation (RFA) …… 143
- replaced left hepatic artery ………… 23
- replaced right hepatic artery ……… 23
- reverse Trendelenburg position
  ………………………………… 58, 159
- Rex-Cantlie line ……………………… 64
- RFA穿刺針 …………………………… 149
- slip knot ……………………………… 18
- Spiegel葉 ……………………………… 91
- surgical margin ………… 12, 36, 128, 151
- surgical site infection (SSI) ………… 20
- thermal damage …………………… 108
- total parenteral nutrition (TPN) …… 70
- transcatheter arterial chemoembolization (TACE) ……… 143
- umbilical fissure vein ………………… 50
- VIVA RFAシステム™ ………………… 145
- Y字formation ………………………… 63
- Z縫合 …………………………… 18, 120

あ行
- アシアロシンチグラフィ ……………… 71
- 圧迫止血 ……………………………… 94
- アミラーゼ値 ………………………… 167
- アランチウス管 …………………… 34, 91
- アルブミン製剤 …………………… 70, 95
- 異所性自家移植 ……………………… 166
- 遺伝性球状赤血球症 ………………… 158
- 胃脾間膜 ……………………………… 161
- インジゴカルミン …………………… 138
- インドシアニングリーン …………… 126
  - ──負荷試験値
    …………………… 2, 36, 57, 71, 96, 129
- ウィンスロー孔 ……………………… 40
- 右肝管の処理 ………………………… 30
- 右肝管テーピング …………………… 31
- 右冠状間膜 …………………………… 43
- 右肝静脈根部 ………………………… 65
- 右肝静脈テーピング ………………… 105
- 右肝静脈の切離 ……………………… 83
- 右肝切除 ……………………………… 71
- 右肝摘出 ……………………………… 106
- 右肝動脈の処理 ……………………… 28
- 右肝の授動 …………………………… 9
- 右肝の脱転 …………………………… 74
- 右季肋下切開 ………………………… 73
- 右グリソン鞘一括処理 ……………… 79
- 右後区域肝管 ………………………… 89
- 右三角間膜 …………………………… 43
- 右枝本幹グリソン鞘 ………………… 101
- 右・中肝静脈間の剝離 ……………… 74
- 右副腎の剝離 ………………………… 75
- 右葉切除 ……………………………… 28
- エネルギーデバイス ………………… 118
- 遠隔転移 ……………………………… 26

か行
- 開胸開腹 …………………………… 4, 73
- 外側区域切除 ………………………… 56
- 開腹・開胸RFA ……………………… 145
- 解剖学的肝切除術 ……………… 56, 138
- 化学療法 ……………………………… 110
- 下大静脈 ………………………… 10, 42
  - ──の圧迫 ………………………… 123
  - ──のテーピング ………………… 116
- 下大静脈靭帯 ………………………… 76
- 肝アブレーション治療 ……………… 143
- 肝右葉の授動 ………………………… 43
- 肝円索 ……………………… 5, 60, 63
- 肝外側区域切除 …………………… 36, 49
- 肝下部下大静脈クランプ法 ………… 100
- 肝下部下大静脈テーピング ………… 61
- 肝下部下大静脈の遮断 ……………… 124
- 肝鎌状間膜 ………………………… 7, 42
- 肝機能検査 ……………………… 57, 96
- 肝機能障害 …………………………… 167
- 肝血管腫 ……………………………… 36
- 間欠的流入血遮断 …………………… 123
- 肝梗塞 ………………………………… 154
- 肝硬変 ………………………… 15, 55, 70, 153
- 肝細胞癌 ………… 2, 36, 56, 71, 135, 143
- 肝左葉の授動 …………………… 42, 90
- 鉗子一括遮断 ………………………… 112
- 肝実質離断 ……………… 15, 45, 81, 92
- 肝十二指腸間膜 ………… 16, 25, 40, 112
- 肝授動 ………………………………… 42
- 肝障害度 ………………………… 110, 146
- 冠状間膜 ……………………………… 60
- 肝静脈出血 …………………………… 61
- 肝静脈処理 …………………………… 67
- 肝腎間膜 ………………………… 9, 44
- 肝切除許容量 ………………………… 36
- 肝切除術 ………………………… 2, 36
- 完全静脈栄養法 ……………………… 70
- 感染性合併症 ………………………… 154
- 肝胆道系酵素 ………………………… 37
- 肝頭側の授動 ………………………… 7
- 肝動脈化学塞栓療法 ………………… 143
- 肝動脈の個別遮断法 ………………… 114
- 肝ドーム部 …………………………… 150
- 肝内結石症 …………………………… 36
- 肝内胆管癌 …………………………… 36
- 肝内転移 ……………………………… 2
- 肝膿瘍 ………………………………… 154
- 肝部下大静脈 ………………………… 65
- 肝不全 ………………… 55, 70, 95, 107
- 肝部分切除 ……………………… 2, 36, 45
- 肝門部グリソン鞘一括アプローチ …… 96
- 肝門部グリソン鞘一括処理 ………… 101
- 肝門部血行遮断 ……………………… 123
- 肝門部胆管個別処理 ………………… 22
- 肝門部脈管処理 …………………… 22, 78
- 肝門部脈管・胆管の走行の予想図 …… 24
- 肝予備能 ……………………………… 2
  - ──評価 …………………………… 110
- 肝離断 ……………… 64, 104, 109, 140
  - ──時出血量 ……………………… 108
  - ──先行鞘外到達法 ……………… 22
- 肝離断面の止血 ……………………… 121
- 気管内挿管麻酔 ……………………… 73
- 気胸 …………………………………… 155
- 気道内圧 ……………………………… 36
- 気腹圧 ………………………………… 39
- 胸腔鏡エコー ………………………… 148
- 胸腔ドレーン ………………………… 153
- 胸水 ……………………… 70, 107, 155
- 胸腹水貯留 …………………………… 55
- 巨大肝臓癌 …………………………… 96
- 区域切除 ………………………… 22, 56
- 空気塞栓 ……………………………… 61
- 区画切除 ……………………………… 56
- クッパー相 …………………………… 134
- クーパー剪刀 ………………………… 29
- クランプテスト ……………………… 22
- グリソン枝 …………………………… 47
  - ──の切離 ………………………… 51
- グリソン鞘 ……………………… 14, 154
  - ──一括処理 ………………… 62, 78
  - ──二次分枝 ……………………… 143
  - ──の切離 ………………………… 103
- 経胆嚢管的胆道ドレナージチューブ … 94
- 系統的肝切除 ……………… 2, 22, 56
- 経皮経肝門脈塞栓術 ………………… 72
- 経皮的RFA …………………………… 145
- 血液生化学検査 ……………………… 20
- 血管鉗子 ……………………………… 76
- 血管腫 ………………………………… 136
- 血管テープ …………………………… 115
- 血行再建 ……………………………… 36
- 血行遮断 ……………………………… 16
- 楔状の部分切除 ……………………… 12
- 血小板増多症 ………………………… 167
- ケリー鉗子 …………………………… 76
- ケント牽引開創器 …………………… 59

さ行

- ケント式リトラクター … 4, 73, 98
- 抗がん剤 … 110
- 後区域グリソン鞘 … 102
- 後区域切除 … 56
- 抗血小板薬 … 167
- 後出血 … 95, 127
- 硬膜外麻酔 … 73

さ行

- 再開腹修復術 … 127
- 左胃静脈瘤 … 141
- 左下横隔静脈 … 49
- 左肝管処理 … 34
- 左冠状間膜 … 42, 49
- 左肝静脈根部 … 49
- 左肝静脈の処理 … 93
- 左肝静脈の切離 … 53
- 左肝切除 … 86
- 左肝動脈の処理 … 32
- 左肝の授動 … 8
- 左グリソン鞘 … 34
  - ——一括処理 … 88
- 左三角間膜 … 8, 42
- 左枝グリソン鞘 … 102
- 左側胸水貯留 … 167
- 左・中肝静脈共通管の露出 … 90
- 左尾状葉温存 … 33
- 左尾状葉切離 … 33
- 左葉切除 … 32
- 残存肝機能 … 57
- 止血材 … 84, 94, 121
- 刺通結紮 … 18, 29, 64, 80
- 手術部位感染 … 20
- 出血 … 69, 154
  - ——点 … 120
- 出血性ショック … 127
- 術後出血 … 35, 55, 107
- 術後瘻孔造影 … 69
- 術前呼吸リハビリテーション … 72
- 術前シミュレーション … 37
- 術中造影超音波 … 134
- 術中胆管造影 … 126
- 術中胆道造影 … 27
- 術中超音波検査 … 44, 128
- 腫瘍のマーキング … 149
- 腫瘍マーカー … 37
- 腫瘍形成型肝内胆管癌 … 56
- 鞘外到達法 … 22
- 鞘内到達法 … 22
- シラスコン®カテーテル … 40, 54
- シロッカーテープ … 137
- 心機能評価 … 72
- 神経麻痺 … 24
- 人工胸水法 … 155
- 人工腹水 … 152
- 膵液瘻 … 167
- 膵尾部損傷 … 167
- 水流滴下式バイポーラ … 81, 92
- 頭高位 … 58, 99, 111, 159
- スネークリトラクター … 164
- 切除標本 … 68
- 切除予定領域の体積計算 … 57
- 全肝流入血遮断 … 112
- 前区域グリソン鞘 … 101
- 前区域枝門脈 … 89
- 前区域切除 … 56, 60
- 前方アプローチ … 104
- 前方視型穿刺エコー … 152
- 造影CT … 146
- 総肝管的胆道ドレナージチューブ … 94
- 創感染 … 154
- 早期相 … 134
- 総ビリルビン量 … 20
- ソナゾイド® … 134, 145
- ソフトコアギュレーション … 18

た行

- 体腔内ドレーン … 127
- 大腸癌肝転移 … 142, 143
- ダイナミックCT … 37, 134
- 大量肝切除 … 55
- 高崎式肝切除率・残肝機能対応表 … 57
- 高山式鉗子 … 81
- ダグラス窩 … 69
- 他臓器損傷 … 155
- ターニケット … 16, 40, 81, 113
- 短胃動静脈 … 161
- 胆管狭窄 … 154
- 短肝静脈の処理 … 74
- 胆汁性嚢胞 … 154
- 胆汁性腹膜炎 … 69
- 胆汁リークテスト … 27, 125
- 胆汁漏 … 18, 35, 42, 55, 69, 95, 107, 125, 154
  - ——軽減 … 108
  - ——試験 … 84, 94
- 単純結紮 … 64
- 弾性ストッキング … 70, 73
- 断端膿瘍 … 21
- 胆道再建 … 36
- 胆嚢摘出 … 27, 61, 79
- 胆嚢板 … 79
- チェリーダイセクト™ … 149
- 遅発性胆汁漏 … 127
- 中央2区域切除 … 22, 56
- 中肝静脈 … 65
  - ——処理 … 81
- 中心静脈圧 … 17, 36, 61, 99
- 超音波外科吸引装置 … 15, 45, 81, 92
- ツッペル鉗子 … 123
- 低換気麻酔 … 58
- 転位右肝動脈 … 23
- 転位左肝動脈 … 23
- 転移性肝癌 … 2, 56, 71, 110
- 点滴静注胆嚢造影CT … 127
- 特大ケリー鉗子 … 137
- 特発性血小板減少性紫斑病 … 158
- ドップラーエコー … 167
- ドップラー法 … 128
- ドップラーモード … 133
- ドーム状（円蓋状）の部分切除 … 13
- ドレーン排液 … 35, 55, 167
  - ——量 … 20, 69
- トロカール … 147

な行

- 内視鏡下RFA … 145
- 内視鏡的逆行性胆管膵管造影 … 55
- 内視鏡的静脈瘤結紮術 … 72
- 内視鏡的胆管造影 … 127
- 内側区域切除 … 56
- 難治性胸腹水 … 95
- ニューモバックスNP … 158
- 熱凝固 … 108
- ネラトンチューブ … 62
- 膿瘍腔 … 21
- 膿瘍形成 … 127

は行

- 肺炎 … 70, 107
  - ——球菌ワクチン … 158
- 肺機能評価 … 72
- 敗血症 … 154
- 肺梗塞 … 70, 73
- ハイドロジェルパッド … 131
- 波動マッサージ器 … 73
- ハーモニックモード … 134
- 汎発性腹膜炎 … 70
- 脾外側の授動 … 163
- 脾下極の授動 … 163
- 脾機能亢進症 … 158
- 脾腫瘍 … 158
- 脾上極の展開 … 163
- 尾状葉 … 91
- 脾臓周囲靱帯 … 161
- 脾臓摘出 … 166
  - ——後重症感染症 … 158, 167
- 脾動静脈の切離 … 165
- 脾動脈結紮 … 162
- 脾動脈瘤 … 158
- 脾門の挙上 … 164
- 脾門の切離 … 165
- 表在性腫瘍 … 148
- 標本整理 … 68
- ビリルビン濃度 … 35, 95, 127
- フィブリン糊 … 126
- フォガティークランプ … 113
- 腹腔鏡下RFA … 149
- 腹腔鏡下肝外側区域切除 … 36
- 腹腔鏡下肝部分切除 … 36
- 腹腔鏡下脾臓摘出術 … 158
- 腹腔内膿瘍 … 21, 95, 154
- 腹水 … 70, 107
- 腹壁瘢痕ヘルニア … 19
- 腹膜播種 … 26
- 浮腫 … 55
- フラットドレーン … 165
- ブルドック鉗子 … 113
- プローブ走査 … 131
- 分岐鎖アミノ酸 … 70, 153
- ペアン鉗子 … 66, 81, 92
- ペアンクラッシュ … 15
- 閉鎖式ドレーン … 85
- ベルギッティケリー鉗子 … 137
- ペンローズドレーン … 164
- 縫合止血 … 18, 94, 120
- 縫合不全 … 127
- 傍臍静脈 … 147
- ボーラス静注 … 134

ま行

- 埋没縫合 … 153
- 幕内基準 … 36
- 慢性肝炎 … 70
- 慢性障害肝 … 108
- 脈管解剖 … 89
- 脈管結紮 … 119
- 脈管浸潤 … 36
- 脈管の処理 … 46, 118
- 無気肺 … 155, 167
- 無漿膜野 … 7, 43, 75
- メッツェンバウム剪刀 … 62, 79
- 網嚢腔の開放 … 161
- 門脈圧亢進症 … 110, 158
- 門脈右枝の処理 … 29
- 門脈血栓症 … 167
- 門脈左枝の処理 … 33
- 門脈染色 … 138
- 門脈の個別遮断法 … 114
- 門脈本幹 … 29

や行

- 輸液管理 … 54
- 用手補助腹腔鏡下手術 … 158
- 葉切除 … 22

ら行

- ラジオ波焼灼術 … 143
- リスク評価 … 97
- 利尿薬 … 55, 70, 95
- リンパ節転移 … 36
- レネック被膜 … 62, 78, 88
- 肋間穿刺法 … 150
- 肋間ポート … 155
- 肋骨弓 … 6

ビジュアルサージカル
消化器外科手術 肝臓・脾臓
標準手技をイラストと動画で学ぶ

2019年4月5日	第1版 第1刷発行
2023年7月19日	第1版 第2刷発行

編 集	山本 雅一（やまもと まさかず）			
編集委員	上西 紀夫（かみにし みちお）		正木 忠彦（まさき ただひこ）	
	山本 雅一（やまもと まさかず）		遠藤 格（えんどう いたる）	
発行人	土屋 徹			
編集人	小袋 朋子			
発行所	株式会社Gakken			
	〒141-8416 東京都品川区西五反田2-11-8			
印刷所	凸版印刷株式会社			

● この本に関する各種お問い合わせ先
 本の内容については，下記サイトのお問い合わせフォームよりお願いします．
   https://www.corp-gakken.co.jp/contact/
 在庫については　Tel 03-6431-1234（営業）
 不良品（落丁，乱丁）については　Tel 0570-000577
　 学研業務センター　〒354-0045 埼玉県入間郡三芳町上富279-1
 上記以外のお問い合わせは　Tel 0570-056-710（学研グループ総合案内）

©M. Yamamoto 2019 Printed in Japan

本書の無断転載，複製，複写（コピー），翻訳を禁じます．
本書に掲載する著作物の複製権・翻訳権・上映権・譲渡権・公衆送信権（送信可能化権を含む）は株式会社Gakkenが管理します．
本書を代行業者等の第三者に依頼してスキャンやデジタル化することはたとえ個人や家庭内の利用であっても，著作権法上，認められておりません．

動画の配信期間は，最終刷の年月日から起算して3年間を目処とします．
なお，動画に関するサポートは行っておりません．ご了承ください．

本書に記載されている内容は，出版時の最新情報に基づくとともに，臨床例をもとに正確かつ普遍化すべく，執筆者，編集者，監修者，編集委員ならびに出版社それぞれが最善の努力をしております．しかし，本書の記載内容によりトラブルや損害，不測の事故等が生じた場合，執筆者，編集者，監修者，編集委員ならびに出版社は，その責を負いかねます．
また，本書に記載されている医薬品や機器等の使用にあたっては，常に最新の各々の添付文書や取り扱い説明書を参照のうえ，適応や使用方法等をご確認ください．
株式会社Gakken

JCOPY〈出版者著作権管理機構　委託出版物〉
本書の無断複写は著作権法上での例外を除き禁じられています．複写される場合は，そのつど事前に，出版者著作権管理機構（Tel 03-5244-5088, FAX 03-5244-5089, e-mail: info@jcopy.or.jp）の許諾を得てください．

※「秀潤社」は，株式会社Gakkenの医学書・雑誌のブランド名です．
学研グループの書籍・雑誌についての新刊情報・詳細情報は，下記をご覧ください．
　 学研出版サイト　https://hon.gakken.jp/

手術イラスト：土橋克男
表紙イラスト：株式会社日本グラフィックス
本文デザイン・DTP：株式会社センターメディア